健康の大疑問

山田悠史

マガジンハウス新書
012

まえがき

誰もがアウトプットできる時代。ソーシャルメディアを中心に、玉石混淆《こんこう》の情報が健康領域でも溢《あふ》れています。ゴシップであれば、「いいね」が集まり注目度の高い情報が価値あるものとされるかもしれません。しかし、健康情報はそういうわけにはいきません。

情報の多くが「善意」からであったとしても、流されれば良いというものでもないのです。なぜなら、健康に関わる場合、その情報をもとに人が健康を崩す、命の危険につながることすらありえるからです。どんな良薬にも副作用のリスクがあるように、健康へのアクションは、常に益と害の天秤の中で判断されなくてはいけません。「なんとなく良さそう」にはその天秤が欠けていて、蓋を開けてみれば、害が益を大きく上回っていたということが十分にありえます。

医療に関する記事や広告は、時に「最新論文」を引用していることもあり、最新の科学的知見に基づく内容なのだと妙に納得させせられてしまうかもしれません。

しかし、実際にはその「最新論文」がどのような質で、どのような研究の限界があるかを度外視しており（あるいは筆者がそもそも理解しておらず）、まるで大きな発見があったかのように、自分の伝えたい内容に切り取られて伝達されていることがあります。

このため、背景にある論文の内容を理解した人がその記事を読むと、過半数がデタラメと言っても過言ではないほど、誤解を招くようなものが多いことに気がつきます。一つの研究が示すことは、真実のごく一部、あるいは真実の「可能性」のみであり、一つの研究が真実を全て明らかにするわけではないのです。

様々なソーシャル・メディアの進歩により、欲しい情報にアクセスすることは格段に容易になった一方、正しい情報にアクセスすることはより困難になったのかもしれません。情報が溢れる世界で、どう情報を集めるかがより重要になってきていると言い換えることもできます。

そんな中、ヘルスリテラシーは、今の時代を健康に生き抜く上でますます必須の能力になりつつあるでしょう。情報の取り方を間違え、デタラメな情報ばかりを信じてしまえば、未来の自分の不健康に直結することにもなりえます。

では、どうするか。真実に近づくには、その領域の研究を報告した論文を辿っていかなければなりません。

論文を読むことは、スポーツ観戦で言えば、試合をスタジアムに見にいくことに似ているかもしれません。試合の中での駆け引きや勝負の分かれ目など、実際にスタジアムで見なければ分からないことがたくさんあります。一方、多くの記事や広告で示されるのは、素人解説者が自分の見解を解説するスポーツのダイジェストとして捉えるのがよさそうです。説得力はあるものの、実際に試合で起こっていたこととは実はかけ離れていたりします。

とはいえ、難解な英語の論文をすぐに読めるようになるわけではありませんし、まして医療を仕事にしていない人には、そんなものを読んでいる暇すらないと思います。

そこで、本書では、健康にまつわる「よく聞く噂」を取り上げ、実際にはどこまで分かっていて、何が分かっていないのか、またその考え方についてもお示ししながら、本書を通して、ヘルスリテラシーを向上いただけるように工夫しました。「健康の大疑問」と題したこの本を読むと、いかに自分の中の「常識」に誤解が多く、玉石混淆の情報に振り回されてきたかに気がつかれるかもしれません。その気づきこそが、大切な第一歩だと思っています。

興味のあるところから読んでいただき、友人との話のネタに使っていただくのも良いでしょう。そんな楽しみ方をしているうちに、正しい健康情報の知識が一つでも増え、読んでくださった皆さんの健康につながれば筆者としては望外の喜びです。

健康の大疑問◎目次

健康の大疑問

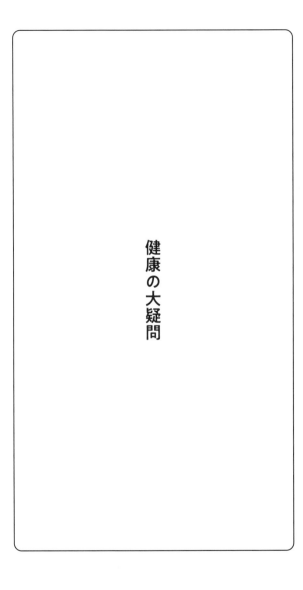

五十肩は老化のサイン？

「最近肩がまわらなくなって、ついに自分も五十肩かなあ」

40代や50代を迎えた人から、半ば笑い話のようにこんなセリフが口にされるのをよく耳にします。あるいは、まだ30代にもかかわらず、「僕も五十肩だよ」と肩こりの原因を表現する人もいるかもしれません。

この「五十肩」という病気について、どこまでご存じでしょうか。「五十」というのがちょうど様々な場面で「老化を感じやすい」年齢ということもあり、老化の始まりの代名詞のようにも捉えられますが、本当に、これは老化のサインなのでしょうか。

そもそも、病名に年齢がつく病気が他になかなかないことに気がつきます。「二十膝」や「八十肘」などもあれば興味深いのですが、そんな病気はありません。だからこそ、余計に老化の代名詞になってしまっているかもしれません。

「五十肩」というのは、そもそも正式な医学用語ではありません。五十肩が意図する病気は、実際には「肩関節周囲炎」や「癒着性肩関節包炎」と呼ばれています。ただ、これだと何のことだかよく分からなくなってしまいますね。それほど、「五十肩」という呼称が世の中に浸透していることの裏返しでもあります。

古くから使われている言葉は的をえていることも多く、確かにこの肩関節周囲炎は、50代に発症し始めることの多い病気で、発症のピークは50代の中盤と報告されています。[1]逆に、40歳以前に発症することは極めて珍しいと考えられています。なので、30歳で「五十肩に違いない」と言っている人は、他の理由を探す必要があります。

五十肩がどれほどありふれた病気かを知らせてくれる研究があります。イギリスで9000人を超える働く世代に対してアンケートが行われ、どのぐらいの人が腕や肩の病気に悩まされているかが調査されました。そのアンケートの結果によると、男性で8・2%、女性では10・1%もの人がこの肩関節周囲炎に悩まされていたことが報告されています。[2]それほど身近な病気なのです。

五十肩には、いくつかの病気との関連も知られていて、その代表格が糖尿病といわれています。糖尿病の人のうち、五十肩を発症する人の割合は10%を超え、最大約20%にも上るとの報告があります。[3]

その他にも以下のような病気が五十肩と関連することが知られています。

五十肩の発症と関連のある病気・状態[4,6]

□糖尿病
□甲状腺疾患
□脂質異常症(コレステロールの異常)
□脳卒中
□自己免疫疾患
□パーキンソン病
□肩のけが
□長期にわたり肩を動かさないこと

なかでも、甲状腺の病気を持つ人は最大で2・7倍ほどまで五十肩のリスクが上昇する可能性が指摘されています。[5] これまでそういった病気を指摘されたことがある人は要注意かもしれません。

この病気の肝心のメカニズムですが、残念ながら詳細については分かっていません。仮説として、50代に入ると何らかのきっかけで肩関節の周囲に炎症が起こるようになり、炎症の結果として肩関節の周りに線維質ができてしまって動きを制限するようになるというメカニズムが考えられています。

この病気を発症する人の症状を追いかけてみると、発症から数ヶ月の間、夜を中心に肩の痛みを感じるようになり、その後、痛みの改善とともに今度は肩を動かしづらい時期を迎えます。その後は少しずつ動かせるようになり、1~2年かけて元の状態まで回復するという経過を辿るのが一般的です。[7]

ここで重要なのが、多くの方が数年をかけて「回復する」という事実です。数%の人では長期にわたって深刻な障害が残る可能性があることも報告されていますが、[8] 大部分の人はその後の人生で症状を抱え続けることはありません。「五十肩＝老化のサイン」と捉えてしまうと、「この先一生付き合っていかなければならないのか」と思われるかもしれませんが、必ずしもそうではありません。多くの場合、一時的な炎症性の病気であって、それは必ずしも「老化」ではないのです。

回答

五十肩は老化のサインではありません。
一度五十肩を発症した人でも、ほとんどの人が数年で回復します。

1 Rizk TE, Pinals RS. Frozen shoulder. *Semin Arthritis Rheum* 1982; 11: 440–52.
2 Walker-Bone K, Palmer KT, Reading I, Coggon D, Cooper C. Prevalence and impact of musculoskeletal disorders of the upper limb in the general population. *Arthritis Rheum* 2004; 51: 642–51.
3 Zreik Nasri H. Adhesive capsulitis of the shoulder and diabetes: a meta-analysis of prevalence. *Muscles Ligaments Tendons J* 2016; 6: 26–34.
4 Sung CM, Jung TS, Park H Bin. Are serum lipids involved in primary frozen shoulder? A case-control study. *J Bone Jt Surg - Am Vol* 2014; 96: 1828–33.
5 Cohen C, Tortato S, Silva OBS, Leal MF, Ejnisman B, Faloppa F. Associação entre ombro congelado e tireopatias: Reforçando as evidências. *Rev Bras Ortop* 2020; 55: 483–9.
6 Riley D, Lang AE, Blair RDG, Birnbaum A, Reid B. Frozen shoulder and other shoulder disturbances in Parkinson's disease. *J Neurol Neurosurg Psychiatry* 1989; 52: 63–6.

7 Reeves B. The natural history of the frozen shoulder syndrome. *Scand J Rheumatol* 1975; 4: 193–6.
8 Hand C, Clipsham K, Rees JL, Carr AJ. Long-term outcome of frozen shoulder. *J Shoulder Elb Surg* 2008; 17: 231–6.

耳たぶに縦ジワを見つけたら？

皆さんは、自分の耳たぶを鏡でマジマジと観察した経験はあるでしょうか。イヤリングやピアスをする人であれば、着脱する際に眺めることもあるかもしれません。しかし、健康状態の確認で耳たぶを見る方はほとんどいないでしょう。

実は、耳たぶが健康状態を知らせてくれることもあります。このため、私は診察の時にいつも耳たぶまで観察するようにしています。

耳が教えてくれるサインの中で、ここでご紹介したいのが「Frankサイン」と呼ばれるものです。

このFrankサインは、百聞は一見に如《し》かずだと思いますが、左の写真で見られているような耳たぶの縦ジワ（斜めジワ？）のことを指します。Frankとは、この兆候を初めて記録した医師の名前に由来します。[1]

こんなシワ、誰にでもあるのではないかと思われるかもしれませんが、よく見てい

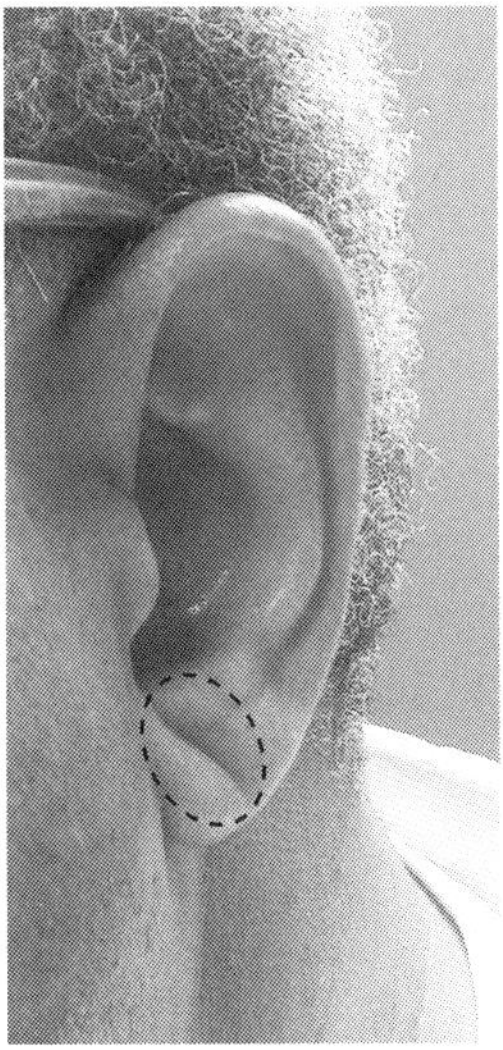

George Griffing, M.D.
The New England Journal of Medicine,
2014; 370:e15

ただければ、この場所のシワは珍しいことがお分かりいただけると思います。

逆にこのシワを見つけたら、病気のサインである可能性があります。では、どんな病気かといえば、狭心症や心筋梗塞などの心臓の血管の病気、脳梗塞を含む動脈硬化性の疾患です。[2]

なぜ心臓の病気がある人にこのようなシワができるのかは、はっきりとは分かっていませんが、心臓に病気があると、全身で血管の動脈硬化が進み、耳たぶに向かう血管にも動脈硬化が生じることで血の巡りが悪くなり、耳たぶの中の脂肪組織が萎縮してしまうというメカニズムが指摘されています。[3]

特に、このシワが深く、長く伸び、両側にある人ほど、心臓の病気が見つかるリスクは高くなると考えられています。[4]

古典的には、ローマ皇帝ハドリアヌスの石像にもこのFrankサインを見つけることができ、博物館で石像や銅像を見る際の新たな楽しみ方にもなるかもしれません。

また、職業病だと思いますが、私の場合、時々テレビや写真に出ている著名人の耳たぶにFrankサインを見つけてしまい、その方の心臓の状態が心配になってしまうこともあります。ただし、これがあるから「イコール心臓の病気がある」というわけではなく、心臓の病気が全く見つからないこともあります。

万能なサインというわけではないですが、最近健康診断を受けていないという人にこの耳のシワを見つけたら、ぜひ健康診断を勧めていただきたいと思いますし、あるいは最近胸の調子がおかしいという人にこの耳のシワを見つけたら、ぜひ医療機関の受診を勧めてください。隠れた心臓の病気の早期発見につながるかもしれません。

回答

耳たぶの縦ジワは、Frank サインと呼ばれており、心臓の血管になんらかの病気が生じているサインの可能性があります。見つけたら、健康診断での確認や、体調も優れない場合には医療機関の受診をご検討ください。

1 ST F. Aural sign of coronary-artery disease. *N Engl J Med* 1973; 289: 327–8.

2 Evrengül H, Dursunoğlu D, Kaftan A, *et al.* Bilateral diagonal earlobe crease and coronary artery disease: a significant association. *Dermatology* 2004; 209: 271–5.

3 Shoenfeld Y, Mor R, Weinberger A, Avidor I, Pinkhas J. Diagonal ear lobe crease and coronary risk factors. *J Am Geriatr Soc* 1980; 28: 184–7.

4 Rodríguez-López C, Garlito-Díaz H, Madroñero-Mariscal R, *et al.* Earlobe crease shapes and cardiovascular events. *Am J Cardiol* 2015; 116: 286–93.

白髪の原因はストレス?

外見上「白髪の多さ」というのは老化の象徴のようにもなっていて、若々しく見られるために白髪染めをするという人も少なくないと思います。白髪は目立ちやすく高齢になればなるほどその頻度が高いので、「老化」を示すものと思われるのも無理はありませんが、実際のところ、白髪と体の老化の関連性というのは知られていません。

白髪のメカニズムを少し掘り下げてみると、そもそも髪の毛の黒は、「メラニン」と呼ばれる色素で構成されています。この色素が上手にできれば黒い髪の毛になります。この色素を作っている細胞(メラノサイト)が毛根にいて、その細胞の働きで髪の毛の黒が維持されているのです。しかし、メラニンの工場として機能しているこの細胞の働きが何らかの原因で悪くなり、メラニンをうまく作れなくなると、白い髪の毛が生え始めてしまいます。

白髪になりやすい人の特徴として、遺伝的な背景(すなわち親が若くして白髪になる人は子供も白髪になりやすい[1])、ベジタリアン、飲酒[2]、喫煙[3]などとの関連性が報告されています。肉や魚に多く含まれるビタミンB_{12}の欠乏症や甲状腺疾患で、若くして白髪を発症する可能性があることも知られています。このように必ずしも加齢が全てではないことが分かります。

また、巷《ちまた》ではよく「ストレスが白髪につながる」と言われますが、これはどうでしょうか。若くして白髪の多い人に、「あの人は苦労しているから」と言われているのを耳にしたことがあるかもしれません。

しかし、実際にはストレスと白髪が関連するという科学的な根拠はありません。その人の白髪には、ただ遺伝的な背景があるだけかもしれません。あるいは、「ストレスで白髪になった」と言っている人は、ストレスそれ自体ではなく、ストレスを解消するための喫煙や飲酒が白髪につながっているのかもしれません。

このように、白髪一つとっても、様々な言説があるものですが、必ずしも科学的な根拠が確立していないこともしばしばです。

白髪予防という観点でいえば、遺伝的な要素もあるので、なかなか予防は難しいかもしれませんが、禁煙や節酒といった行動は、その他の健康維持にもつながるものですので、試してみる価値は十分あるでしょう。

一方で、「ワカメが白髪予防に効く」などと謳《うた》われることもありますが、特定の食品で白髪予防の効果が科学的に証明されたものはありません。

「ワカメに含まれるヨードがメラノサイトの働きを活性化して、白髪を予防します」というように「細胞レベルでの仮説」をもとにもっともらしく説明されていることもありますが、その場合、本来ならワカメを食べた人と食べなかった人で白髪の発症率を比較するような試験を行う必要があります。そのような実証がないのであれば、「効果は分からない」と言わざるをえません。

むしろ、特定の食品を過剰に摂取することは健康被害につながるリスクとなります。ワカメも過剰な摂取は仇《あだ》となるかもしれません。ヨードが多く含まれるために、過剰に摂取を続けると、ヨードがその働きに影響を及ぼす甲状腺の病気を発症することがあります。[4] 甲状腺疾患が原因で、白髪はむしろ増えてしまうかもしれません。

このように「食品と健康」に関する情報は、常に注意して見なければいけません。

誰もが経験をし、避けたいと思っている老化は、ビジネスにつながりやすいのです。科学的な根拠という視点で見ると、そのほとんどが残念ながら過剰な広告になってしまっています。

健康情報で出てくる「科学の話」を読む際には、「それが本当に人レベルの臨床試験で検証されているのか」を確認するのが大切です。もし、マウスや細胞レベルの実験を引用しているのであれば、それはまだ根拠としては未熟です。また、「活性化」などのもっともらしく聞こえる言葉にも注意が必要です。

回答

ストレスで白髪が増えるかどうかは分かっていません。喫煙や飲酒が原因かもしれません。
ワカメで白髪が減るかどうかは分かっていません。過剰摂取により甲状腺疾患のリスクとなり、白髪がかえって増える可能性もあるので要注意です。

1 Adhikari K, Fontanil T, Cal S, et al. A genome-wide association scan in admixed Latin Americans identifies loci influencing facial and scalp hair features. Nat Commun 2016; 7: 1–12.
2 Acer E, Kaya Erdoğan H, iğrek A, Parlak H, Saraçoğlu ZN, Bilgin M. Relationship between diet, atopy, family history, and premature hair graying. J Cosmet Dermatol 2019; 18: 665–70.
3 Zayed A, Shahait A, Ayoub M, Yousef AM. Smokers' hair: Does smoking cause premature hair graying? Indian Dermatol Online J 2013; 4: 90.
4 Roti E, Degli Uberti E. Iodine excess and hyperthyroidism. Thyroid 2001; 11: 493–500.

頭痛薬が頭痛の原因になる？

頭痛に悩まされている方にとって、頭痛薬は手放せないものの一つかもしれません。

また、中には日常的に頭痛薬を飲まれている方もいるかもしれません。

しかし、そんな方が必ず知っておかなければいけないことがあります。

一つは、頭痛薬の副作用です。頭痛薬、特にイブプロフェンやロキソプロフェンのようなNSAIDsと呼ばれる薬は、連用によって腎臓の障害を起こしたり、胃腸に潰瘍を起こしたりする副作用のリスクがあります。このため、水分をよく摂取したり、薬を飲む前に食事をとる工夫をしたり、連用が必要な場合には、そういった副作用のリスクが少ないアセトアミノフェンと呼ばれる薬に変更するといった必要があります。

そしてもう一つが、「頭痛薬が頭痛の原因になる」可能性があるという事実です。[1]
頭痛薬は、どの薬でも連用によって頭痛の原因になりえることが知られています。

頭痛を治す薬が頭痛の原因になるというのは、一見矛盾しているように見えますが、しかし、これは比較的頻繁に報告されている、あまり知られていない事実なのです。誤解を与えぬようにまず注意書きをしておくと、ひどい頭痛がある時に頭痛を我慢する必要はありませんし、薬を使って頭痛を抑えるのは正しい行動です。しかし、連用が必要になったら少し工夫をする必要があります。

頭痛薬による頭痛は、ベースに慢性的な頭痛があり、比較的長期に頭痛薬が必要になる人に起こります。[1] その背景には、頭痛薬を連用することによって、頭痛を抑える神経回路が働きにくくなり、恒常的に頭痛を抱えやすくなるといったメカニズムが考えられています。[2]

このような頭痛は特に、女性、片頭痛の人に多いことが知られています。[2] また、その中でも喫煙者、高齢者、不安が強い人などに多いことも報告されています。[3]

頭痛薬による頭痛の性質は、人によってまちまちで、片頭痛持ちの方の場合には、筋緊張性頭痛のような「しめつけられる痛み」に変化したり、数日に1回だった発作が毎日に頻度が増えるといった変化を経験する人もいるようです。[4]

痛みどめが頻繁に必要で、頭痛薬を飲んでいるのにむしろ頭痛の頻度が増えてきてしまっている、頭痛の感じ方が変わってきているという場合には、実は自分の使っている痛みどめに原因がある可能性を考える必要があります。

そんな際に、では対応はどうすれば良いかといえば、「その痛みどめをやめる」というのが根本的な治療になります。その痛みどめこそが原因だからです。しかし、それでは「もともとの頭痛が起こったらどうすれば良いのか」とご不安に思われるかもしれません。

そもそもそれほどの頻度で頭痛薬が必要なほど片頭痛の発作がある場合には、発作の際に飲む薬だけで対応するのではなく、「発作を予防する治療」が必要と考えられます。予防のための薬を開始することで、痛みどめが必要な回数を減らしていくのです。また、それでも発作が出ることが考えられますから、連用していた痛みどめの回数を少しずつ減らしていったり、薬の種類を変更するといった形で対応します。そうすることで、痛みどめが原因の頭痛は改善していくことが知られています。

回答

頭痛薬は皮肉なことに頭痛の原因になることがあります。頭痛薬を長期に頻繁に使用していて、頭痛の性質が変わってきた、頻度がむしろ増えてきた場合には、頭痛薬が原因の頭痛を疑い、かかりつけの医師に相談しましょう。

1 Olesen J. Headache Classification Committee of the International Headache Society (IHS) The International Classification of Headache Disorders, 3rd edition. *Cephalalgia* 2018; 38: 1–211.

2 Diener HC, Limmroth V. Medication-overuse headache: a worldwide problem. *Lancet Neurol* 2004; 3: 475–83.

3 Schwedt TJ, Alam A, Reed ML, *et al.* Factors associated with acute medication overuse in people with migraine: results from the 2017 migraine in America symptoms and treatment (MAST) study. *J Headache Pain* 2018; 19: 38.

4 Limmroth V, Katsarava Z, Fritsche G, Przywara S, Diener HC. Features of medication overuse headache following overuse of different acute headache drugs. *Neurology* 2002; 59: 1011–4.

5 Diener HC, Dodick D, Evers S, *et al.* Pathophysiology, prevention, and treatment of medication overuse headache. *Lancet Neurol* 2019; 18: 891–902.

高血圧の薬を一生飲み続けてOK？

高血圧は日本国内に推計4300万人の患者がいるといわれています。[1] しかし、実際に治療を受けているのは約2400万人で、[2] 残りの人は治療を受けられていないことになります。

血圧が高くても多くの場合、無症状なので、「数字が大きいだけで体がなんともないのだから治療なんてしなくていいんじゃないか」「一度始めた薬は一生飲まなきゃいけないなら、もう飲みたくない」という声も聞こえてきます。

しかし、高血圧の治療は、風邪の治療とは大きく異なります。風邪の治療には、「いま」体調が悪いのを緩和する目的がありますが、高血圧の治療は、未来の自分への投資です。

高血圧の治療には、5年後、10年後の自分が脳梗塞になって寝たきりになったり、心筋梗塞になって命を奪われたりするのを防ぐ、そんな大きな意味があります。

心筋梗塞による死亡リスク

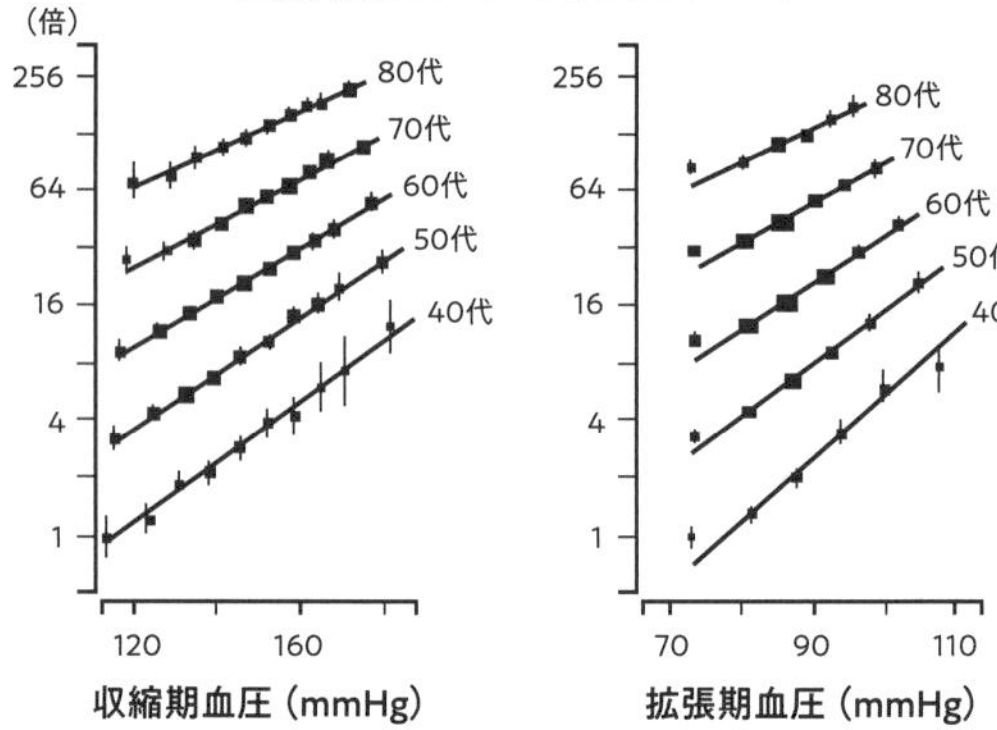

Lewington S, Clarke R, Qizilbash N, et al. Age-specific relevance of usual blood pressure to vascular mortality: a meta-analysis of individual data for one million adults in 61 prospective studies. Lancet 2002; 360:1903. を参考に作図

脳梗塞による死亡リスク

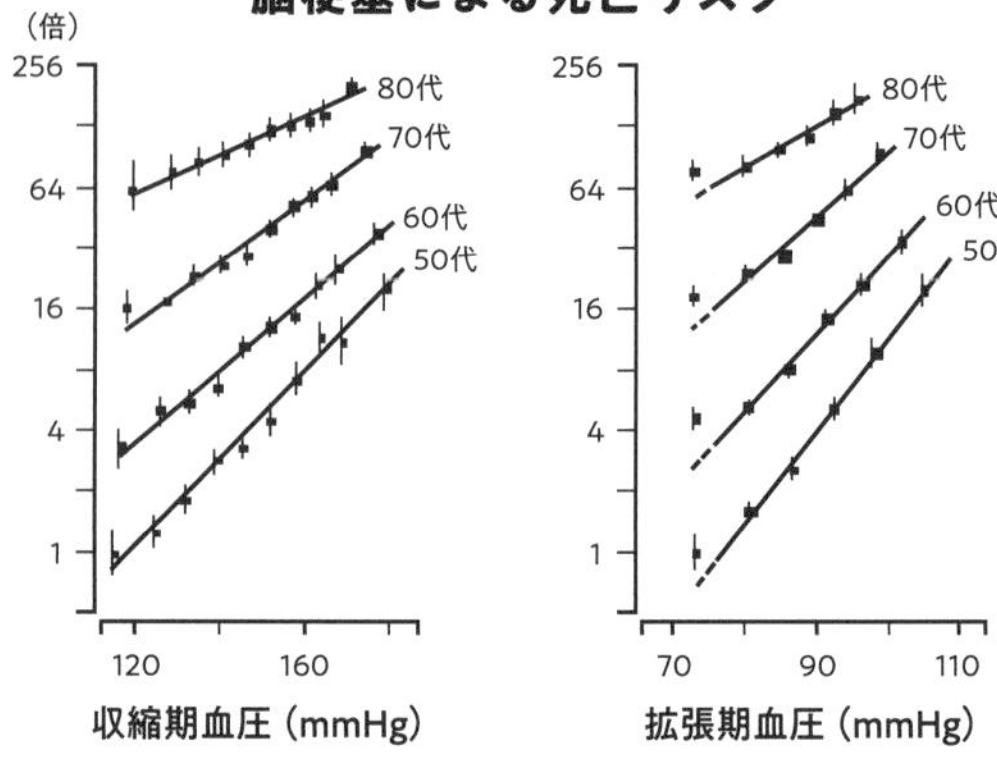

Lewington S, Clarke R, Qizilbash N, et al. Age-specific relevance of usual blood pressure to vascular mortality: a meta-analysis of individual data for one million adults in 61 prospective studies. Lancet 2002; 360:1903. を参考に作図

右頁の上のグラフは、血圧が高ければ高いほど、心筋梗塞で命を落とすリスクが高くなるということを示したグラフです。どんな年齢でも、血圧に応じてリスクが上昇することが見てとれます。

下のグラフは、脳梗塞のリスクが、やはり血圧が高ければ高いほど上昇するということを示しています。

このように、血圧の高い状態が続くことで、将来の自分が病気になる確率が高くなります。

日々勉強をすることも、仕事でコツコツ頑張ることも、すぐには成果が見えないかもしれませんが、未来の自分への投資と思ってやり続けると思います。高血圧の日々の治療も、それと同じなのです。だからこそ、「いま」症状がなくても治療を受ける必要があります。

しかし、ずっと同じ薬が必要かといえば、そんなことはないかもしれません。

例えば、1日あたり5~6グラムまでの塩分制限を行うことによって血圧は平均的に収縮期血圧で4~5 mmHg程度減らせることが知られています。[3] あるいは、ＤＡ

SHダイエットと呼ばれる食事法を行うことによって5～6mmHg程度、[4]運動でも4～6mmHg程度、[5]肥満の方がダイエットを行うことで体重を1kg落とすごとに0・5～2mmHg血圧を低下させられることが知られています。[6]

実際に私の患者さんでも、それまで2、3種類の血圧の薬を飲んでいた人が、こうした取り組みを行って薬を減らすことができた、やめることができたという実例を何度も目にしています。

治療の重要性には変わりありませんが、「薬が一生必要である」とはイコールではないのです。

また、ライフステージによって治療目標が変わるという側面もあります。例えば、日本の「高血圧治療ガイドライン2019」[7]を参照すると、75歳未満では治療目標が130／80mmHgとされているのに対し、75歳以上では140／90mmHgとされています。

目標が変われば、治療も変わるので、年齢とともに、同じ血圧でも薬が減ったり中止されたりすることもあります。このように、治療は一度始めたらずっと同じというわけではありません。

回答

高血圧の治療のメリットは体で感じにくいものですが、高血圧治療を続けることは将来の自分への投資として行うメリットの高いものです。ただし、塩分制限、ダイエット（肥満のある方のみ）、年齢の変化などによって治療は変わっていきます。状況に合わせて薬がやめられることもあります。

1 日本の高血圧の受療者数は２７００万人　高血圧治療者数は２４００万人　未受診の患者も多い　高血圧学会などがNDBを分析——糖尿病リソースガイド https://dm-rg.net/news/3b2b1e24-ca7c-4744-8037-efe7221875f9 (accessed July 16, 2022).

2 Waki T, Miura K, Tanaka-Mizuno S, *et al.* Prevalence of hypertensive diseases and treated hypertensive patients in Japan: A nationwide administrative claims database study. *Hypertens Res 2022 457* 2022; 45: 1123–33.

3 He FJ, Li J, MacGregor GA. Effect of longer term modest salt reduction on blood pressure: Cochrane systematic review and meta-analysis of randomised trials. *BMJ* 2013; 346. DOI:10.1136/BMJ.F1325.

4 Appel LJ, Moore TJ, Obarzanek E, *et al.* A clinical trial of the effects of dietary patterns on blood pressure. DASH Collaborative Research Group. *N Engl J Med* 1997; 336: 1117–24.

5 Fagard RH, Cornelissen VA. Effect of exercise on blood pressure control in hypertensive patients. *Eur J Cardiovasc Prev Rehabil* 2007; 14:

12–7.
6 Stevens VJ, Corrigan SA, Obarzanek E, *et al.* Weight Loss Intervention in Phase 1 of the Trials of Hypertension Prevention. *Arch Intern Med* 1993; 153: 849–58.
7 高血圧治療ガイドライン 2019 | Minds ガイドラインライブラリ . https://minds.jcqhc.or.jp/n/med/4/med0019/G0001097 (accessed July 16, 2022).

漢方薬に副作用がないって本当？

「漢方薬は、天然の成分でできているから副作用がない」

そんなセリフを耳にしたことがある方も多いかもしれません。一方で、「漢方薬で高血圧になることがある」という噂を聞いたことがある人もいるかもしれません。その真偽のほどはどうでしょう。

まず一つ、頭に入れておいていただきたいことは、「副作用リスクのない薬はない」ということです。どんな薬にも、どんなサプリメントにも、必ず副作用のリスクがあります。ただ、だからといって、「薬は悪だ」と言いたいわけではありません。

薬には、副作用のリスクがある一方で、症状を抑えたり、病気を治療したりできる大きな益があり、だからこそ薬が使われるのです。

薬の使用を考える上では、「副作用があるかどうか」ではなく「薬の益が害を上回るか」という尺度が重要で、それが上回る際に、薬は使われるべきと判断でき、逆に害が益を上回ると判断されれば、その薬は使うべきではないということになります。この天秤の中で、薬の使用は判断されるのです。「副作用があるから薬は使うべきではない」―「効果があるから薬を使うべき」という意見には、片方の視点が欠けており、この天秤がうまく使えていません。

漢方薬も例外ではなく、副作用はあります。ただ、一口に「漢方薬」といっても、種類は様々で、全ての漢方薬でその副作用が共通しているわけではありません。

高血圧の副作用を引き起こしうるのは、多くの漢方薬に含まれる「甘草」と呼ばれる成分です。甘草が多く含まれる漢方薬を常用している場合、甘草に含まれる成分が、血圧を上げる作用のあるアルドステロンと呼ばれるホルモンと同様の作用をもたらし、血圧を上昇させ、カリウムの値を低下させることが知られています。[1]

カリウムの値は低くなりすぎてしまうと、心臓の致死的な不整脈の原因になったり、力が入らなくなったりといった症状につながることもあり、これが原因で入院が必要になる人もいます。

また、漢方薬が原因の高血圧だと気がついていないと、不要な血圧の薬を追加で飲まなくてはいけないことになってしまいます。本来、漢方薬を中止するだけで血圧の問題は解決するにもかかわらず、です。

漢方薬には、他にも、肝機能の障害や間質性肺炎と呼ばれる肺の病気を引き起こすリスクがあるものも知られています。[1]「生薬だから副作用がない」というわけではないのです。

患者さんの中には、「漢方薬」は常用薬とは別の扱いにしていて、病院で医師に薬を聞かれた際にも、高血圧や糖尿病の薬などの話をして漢方薬の話をしそびれてしまう人もいます。しかし、漢方薬やサプリメントも常用薬の一部として、しっかりとお話しいただくことが大切です。

「漢方薬は安全だ」とはいっても、このように副作用のリスクがないわけではありません。あらゆる薬は、益と害を天秤にかけてその使用を判断します。それは、漢方薬も例外ではありません。

回答

「甘草」を含む漢方薬は、高血圧の副作用を起こす可能性があります。

1 Shimada Y. Adverse Effects of Kampo Medicines. *Intern Med* 2022; 61: 29.

痛風にプリン体制限は有効？

「この前医者に痛風だって言われて、プリン体を控えないといけないんだよ」
「痛風にならないように、プリン体の少ないビールにしている」

そんなセリフを聞いたことはあるでしょうか。「痛風ならプリン体制限」というのは半ば常識になっていることかもしれません。この「常識」は、科学的な根拠に基づくものなのでしょうか。

その真相に迫る前に、痛風の原因となる尿酸やプリン体について、少しひもといてみたいと思います。

プリン体は、尿酸の「原料」なのですが、このプリン体がどこから来るのかといえば、実は少なくとも6割ほどは自分の体の中からです[1]。人間の体を成す一つひとつの細胞の中には、核と呼ばれる貯蔵庫があり、そこにDNAと呼ばれる遺伝子情報を載せた書物のようなものが収納されています。

一つひとつの細胞も様々なものを消費し続け、あるいは体の中で生死を繰り返しており、やがてはごみが出されていきます。この核から出たごみがプリン体と呼ばれ、これが処理されて、やがて尿酸となります。尿酸は、血液中に溶け出し、それが尿中（あるいは便中）に排泄されます。こうしてごみ処理は完了です。

では、残りの尿酸はどこから来るかといえば食物になります。牛や豚を食べたとしても、当然その豚や牛も細胞から構成されているわけで、そこにはプリン体があり、そして尿酸の源になるというわけです。これらの「ごみ処理」をやっている場所は肝臓です。

ごみ処理がごみの量相応に行われれば問題はないのですが、尿酸の作られる量が捨てる量を上回ると、やがて尿酸の値が高くなり、それが関節に蓄積すれば痛風と呼ばれる関節の炎症を引き起こす原因になります。あるいは、尿にたくさん尿酸を捨てる状況になると、尿酸が尿の中で結晶化してしまうことがあります。すると、尿の通り道に詰まりを起こしてしまう可能性があり、これを「尿路結石症」と呼んでいます。

鳥は、尿酸を分解する「酵素」というものを持っていて、尿酸が増えても分解できるので痛風で苦しむことはありません。確かに、関節を痛がっている鳥に出会ったことはありませんよね（仮に痛がっていても分からないかもしれませんが）。ところが、人間はそれを分解するための酵素を持っていないので、捨て続けなければ尿酸は溜まってしまいます。

痛風などの病気を発症した際には、尿酸値を高いままにしておくと、繰り返し同様の病態を発症してしまうため、尿酸を下げる治療をします。これは、飲み薬による治療が基本になります。

これに加えて、先ほどご説明したように、プリン体は、体内で作られるもの以外に、食事からの摂取による部分もあるため、プリン体が多く含まれる食品は制限されるべきだというのが長年の常識として知られてきました。

しかし、実際には、食品を調整してもたらされる影響は（ゼロではないものの）大きくないということが複数の研究から分かってきています。

確かに、多くの食料に程度の差こそあれプリン体が含まれているわけですし、約6割は体で勝手に生み出されるものです。食事による差分があまり大きくなさそうだということは想像に難しくはないでしょう。

このため、普通の食生活を送っている人がプリン体制限をしても、ほとんど無効であることが知られています。[2] 実際に、プリン体制限によって平均で尿酸値は1㎎／dLしか下がらないと考えられています。

また、過度のプリン体制限は、結果としてタンパク質制限につながり、食事量に変化がない場合、かわりに炭水化物や脂質の摂取量が増えて、バランスを崩した食生活をもたらすことになり、健康への悪影響が懸念されています。

このため、プリン体制限は、極端にプリン体の摂取量が多い場合以外は、推奨されることはありません。もちろん、極端に摂取量が多い場合には、痛風の原因の一端を担うと考えられますし、制限する意味はあるでしょう。[3]

痛風を防ぐために必要なことは、むしろ、肥満のある方のダイエット、飲酒をする方の節酒、そしてバランスの良い食生活です。[2]

「ビールはプリン体フリーのビールに変えればいくら飲んでも良い」なんていう話を聞くこともありますが、それも間違いです。

そのプリン体摂取の量の差以上に、飲酒がもたらす痛風発作のリスクの方が、影響が大きいと考えられるからです。[4] ビジネス戦略にまんまと引っかかってしまっているかもしれません。

回答

プリン体制限の痛風への効果はないわけではありませんが、大きくはありません。痛風には、肥満があればダイエット、飲酒する方は節酒、そしてバランスの良い食生活が必要で、最終的には薬が必要になることもあります。痛風の治療中であれば、ビールを別のものに変えるのではなく、飲酒量自体を減らしましょう。

1 Griebsch A, Zöllner N. Effect of ribomononucleotides given orally on uric acid production in man. *Adv Exp Med Biol* 1974; 41: 443–9.

2 FitzGerald JD, Dalbeth N, Mikuls T, *et al.* 2020 American College of Rheumatology Guideline for the Management of Gout. *Arthritis Care Res (Hoboken)* 2020; 72: 744–60.

3 Choi HK, Atkinson K, Karlson EW, Willett W, Curhan G. Purine-rich foods, dairy and protein intake, and the risk of gout in men. *N Engl J Med* 2004; 350: 1093–103.

4 Neogi T, Chen C, Niu J, Chaisson C, Hunter DJ, Zhang Y. Alcohol quantity and type on risk of recurrent gout attacks: an internet-based case-crossover study. *Am J Med* 2014; 127: 311–8.

貧血がめまいや立ちくらみを引き起こす？

「貧血」という言葉は、誰にとっても聴き慣れた言葉ではないかと思います。ただし、「貧血とは何ですか？」と改めて聞かれたら正確に答えられる人は多くないかもしれません。

私自身、よく「貧血で倒れそうになった」というセリフを耳にしますが、ここで言われる「貧血」は多くの場合、おそらく貧血ではありません。例えば、会議中にめまいがした、お風呂から出た後に立ちくらみがした、朝礼で突然倒れてしまった。こんな時、「貧血になった」といわれることがあります。「脳貧血」などという、もはや医学の世界には存在しない言葉が用いられることもあります。

貧血の症状として、めまいや立ちくらみが出ることも確かにあるのですが、多くの場合これらは貧血ではありません。実際には、神経調節性失神や起立性低血圧と呼ばれる現象を見ています。

神経調節性失神というのは、ストレスがかかっている時、強い痛みを感じた時、何か緊張からふと解き放たれた時、排尿後などに起こります。このような状況下では脳へ行く血液の量が減ってしまうことがあり、それに伴って一時的に顔が青ざめたり、冷や汗をかいたりすることがあります。また、それに引き続いて意識を失ってしまったり、目の前が真っ暗になってしまったりすることもあります。

これは、脳への血の巡りの問題であって、「貧血」があるわけではありません。しかし、顔色が悪くなったり青ざめたりするため、「血の気がひく」イメージから世間一般ではよく「貧血」と勘違いされているようです。

では、貧血とは何でしょうか。貧血は、血の赤色を作っている「赤血球」が減ってしまった状態のことを意味します。この赤血球には、ヘモグロビンと呼ばれる赤い色素が含まれており、ヘモグロビンは体中に酸素を運ぶのに重要な役割を果たしています。

病院での血液検査で「貧血がありますね」と言われた場合には、このヘモグロビンの値で説明を受けることになると思います。男性では13g／dl以上、女性では12g／

dl以上が正常で、これ未満の場合に「貧血」と診断されることになります。[1]皆さんの健康診断結果はいかがでしょうか。もしチャンスがあれば、今年ないし昨年の健康診断の結果を確認してみてください。

このように、「貧血」は血液検査でこそ診断される病気です。症状いかんの病気では必ずしもありません。実際、貧血がゆっくり進んでいる場合、ないし軽症の場合には自覚症状は全くないケースも珍しくありません。

一方、貧血が重くなると、酸素を届ける運び屋が不足するので、結果として酸素不足となり、息切れやだるさ、力が入らないといった症状が引き起こされます。あるいは、重度であれば貧血が原因で倒れそうになることもあるでしょう。特に「生理が重い」といった症状のある女性の場合には、貧血がある可能性も十分あります。貧血がご心配の場合には、直近の健康診断の結果を見直してみる、あるいはお近くの医療機関を受診してください。

回答

「貧血で倒れそうになった」の多くは、神経調節性失神や起立性低血圧であって、貧血ではありません。

「貧血」は血液検査でこそ診断される病気です。ご心配がある場合には、お近くの医療機関を受診してください。

1 Beutler E, Waalen J. The definition of anemia: What is the lower limit of normal of the blood hemoglobin concentration? Blood. 2006. DOI:10.1182/blood-2005-07-3046.

若者の大腸がんが急増している本当の理由

若者に起こる大腸がん。私自身もこれまでの医師人生で、そのようなつらい局面に何度か立ち合ってきました。

大腸がん自体の総数は近年、多くの国で不変または減少傾向にあります。[1]これは、大腸がん検診が世界中で広がり、ポリープの切除などが積極的に行われるようになったこと、喫煙が全体に減少傾向にあることなどがその理由ではないかと論じられています。

しかし、実際に数が大きく減っているのは、50歳以上の大腸がんであり、50歳未満で見てみると、大腸がんの患者は増加の一途を辿っていることが指摘されています。[2]

一体何が起こっているのか。それについて取り上げた論文[3]の中から、要点をご紹介します。

20のヨーロッパの国々のデータからは、大腸がんの新規発症率が20代で、1990

年には10万人あたり0・8人であったのが2016年には2・3人に、30代では2・8人から6・4人に増加したことが報告されています。

このような増加は北米やアジアなどでも報告されていて、日本も例外ではありません。

また、より懸念すべきは、そういった若者の大腸がんが、高齢者の大腸がんと比較して発見が遅れる傾向にあり、がん自体の悪性度も高い傾向にあると報告されている点です。

では、なぜ今このようなことが起こっているのか。その理由は未だ明らかにはなっていませんが、様々な仮説が検証されています。

20代から30代の大腸がんのリスク因子として、これまで報告されているものには、1日14時間以上の非活動時間、高中性脂肪、肥満、加工した肉を多く含む欧米スタイルの食事、砂糖含有飲料、1日2杯以上のアルコール、喫煙などが挙げられます。

また、その中でも食生活の変化については特に注目されています。腸に直接的に影響を及ぼしうるものだからです。あるいは、近年の食生活の変化が、腸内細菌の変化をもたらす形で、間接的に、若者の大腸がんを増やす原因になっているのではないかとする仮説もあります。

この食生活や腸内環境の変化には、食生活の欧米化や加工食品の増加だけでなく、母乳からミルクへの移行、子供時代からの抗菌薬への暴露の増加、フードチェーンにおける抗菌薬の使用なども、原因の一端を担っている可能性が指摘されています。

また、パンデミックで加速されてしまったインドアでの非活動的な生活や肥満の増加との関連も指摘されてきています。

あるいは、まだ指摘されていないような未知の原因が潜んでいる可能性もあります。近年使用する頻度が急速に増加したもの、摂取が増加したものなどに着目すると、そのヒントが隠されているのかもしれません。

まだ分からないことだらけの領域であり、若者の命を奪う病気として強く懸念されているものの、その予防法や早期発見の方法は残念ながら確立されていません。

大腸がんは、症状が生じてから検査をしたのでは「時すでに遅し」であることも多いのですが、より早期に発見し、治療をすれば根治が望める病気でもあります。症状に依存しない早期発見法を確立する必要のある病気と言い換えることもできます。

一般に50歳以上の方には、大腸がん検診がそういった意味でとても大切と考えられていますが、若者にただ検診を拡充するのでは、デメリットの方がメリットを上回る可能性もあり、施策には工夫が求められます。

これからさらなる研究が必要とされる領域であり、なんでもかんでも「若いうちからがん検診」ではないので要注意ですが、今後がん検診のあり方は変わっていくかもしれません。

回答

20代、30代の大腸がんが増加傾向にあることが指摘されています。食生活の変化などがその可能性のある原因として考えられていますが、詳細はまだ分かっていません。

1 Islami F, Ward EM, Sung H, *et al.* Annual Report to the Nation on the Status of Cancer, Part 1: National Cancer Statistics. *J Natl Cancer Inst* 2021; 113: 1648–69.

2 Bailey CE, Hu CY, You YN, *et al.* Increasing disparities in the age-related incidences of colon and rectal cancers in the United States, 1975-2010. *JAMA Surg* 2015; 150: 17–22.

3 Patel SG, Karlitz JJ, Yen T, Lieu CH, Boland CR. The rising tide of early-onset colorectal cancer: a comprehensive review of epidemiology, clinical features, biology, risk factors, prevention, and early detection. *Lancet Gastroenterol Hepatol* 2022; 7: 262–74.

薬との飲み合わせが危険なのは？

「薬は水で飲まないとダメだ」というのは小さな頃から教えられてきたことかもしれません。しかし、外出中に頭痛がした時、手元に薬はあるけれど、ペットボトルには緑茶、そんな時どうする？　などというシーンもあると思います。

では、実際に、水以外で薬を飲むと危険なのでしょうか？

この質問の答えは、実はそんなに一筋縄ではいきません。端的にいえば、結論は「薬、飲み物による」ということになります。

飲み物の中で、最も注意すべきはグレープフルーツジュースかもしれません。グレープフルーツジュースは、実は薬との相互作用が幅広く知られた飲み物なのです。

例えば、コレステロールを低下させるスタチンと呼ばれる薬のうちのいくつかは、グレープフルーツジュースと一緒に摂取すると、薬の分解が邪魔されてしまい、血液中の濃度が上昇してしまうことが知られています。[1]　すると、投与している以上の薬が血液中に残ることになり、副作用のリスクが増加することにつながります。

一方、花粉症などに使うフェキソフェナジン（アレグラ®）は、グレープフルーツジュースによって細胞への取り込みが邪魔されてしまうことが知られており、結果として必要な薬が体に届かなくなります。[1] すると、効果が出にくくなることにつながります。

このように、グレープフルーツジュースが薬によっては副作用リスクを増加させたり、効果を減らしたりしてしまうことがあるのです。

あるいは、コーヒーやコーラなどのカフェイン入りの飲料も問題になることがあります。影響を及ぼす薬の種類は違えど、グレープフルーツと同様、カフェインも薬の濃度を変化させてしまうことがあるのです。[2] 例えば尿酸値を低下させる薬であるアロプリノールを飲んでいると、薬ではなく、カフェインの濃度が上がってしまうことも知られています。この場合、カフェイン中毒のリスクが増加します。

また、アルコールで薬を飲む人はさすがにいないかもしれませんが、アルコールも注意すべき飲料です。薬をアルコールで飲まなくとも、飲酒習慣があるというだけで常用薬に影響を及ぼす可能性が知られています。例えば、頭痛や風邪薬などにも用いられることのあるアセトアミノフェンは飲酒をしていると肝障害の副作用リスクが増加することが指摘されています。[3]

逆に、「この飲み物で飲むと良いかもしれない」という薬もあります。その代表例が鉄剤のサプリメントです。鉄のサプリメントは、ビタミンCと一緒にとることで、吸収が増える可能性があると考えられています。[4] 実際には、十分な科学的根拠には欠くものの、このために鉄のサプリメントをオレンジジュースと一緒に飲むことを勧める医師がいるぐらいです。一方、牛乳やコーヒー、紅茶などと一緒に飲むと逆に吸収が妨げられることも知られており、避けた方が良いとされています。[5]

このように、一つの薬でも、相性の良い飲み物、悪い飲み物があるのです。

結論として、このように飲み物と薬の間には相性が問題になることがあるので、「水で飲んでおけば薬との相性を考える必要がなく安心」ということになります。逆にいえば、相性が問題にならなければ水以外の飲み物で飲んでいただいても全く構いません。しかし、事前に相性に問題がないかを調べておく必要があります。

回答

薬を飲む際、グレープフルーツジュースやカフェイン含有飲料は要注意。薬を水以外の飲み物で飲むことは可能ですが、事前に相性を調べておきましょう。それが面倒であれば、水で飲んでおけば安心です。

1 Grapefruit Juice and Some Drugs Don't Mix | FDA. https://www.fda.gov/consumers/consumer-updates/grapefruit-juice-and-some-drugs-dont-mix (accessed June 28, 2022).

2 Belayneh A, Molla F. The Effect of Coffee on Pharmacokinetic Properties of Drugs : A Review. *Biomed Res Int* 2020; 2020. DOI:10.1155/2020/7909703.

3 Sinclair J, Jeffery E, Wrighton S, *et al.* Alcohol-mediated increases in acetaminophen hepatotoxicity: role of CYP2E and CYP3A. *Biochem Pharmacol* 1998; 55: 1557–65.

4 Cook JD, Reddy MB. Effect of ascorbic acid intake on nonheme-iron absorption from a complete diet. *Am J Clin Nutr* 2001; 73: 93–8.

5 Disler PB, Lynch SR, Charlton RW, *et al.* The effect of tea on iron absorption. *Gut* 1975; 16: 193–200.

断《ファ》食《スティング》で長生きが可能になる？

断食《ファスティング》が健康に良いという噂を聞いたことがあるかもしれません。そんな噂を証明するかのように、シリコンバレーの人たちの間では、ファスティングのファンが多いことも知られています。

ファスティングが健康・長寿を叶えるための方法論として一部の人に受け入れられる背景には、げっ歯類やヒト以外の霊長類で示された研究結果が色濃く存在しています。

例えば、マウスを用いた研究で、マウスにカロリー制限をするとより長寿になる傾向が見られたという報告があります。[1] 摂取カロリーの制限によって、エネルギー消費量が減少し、活性酸素の産生が減り、結果として酸化によるダメージが減るという理論が提唱されているのです。

また、カロリーが制限されることで、インスリン濃度の減少やDNAの損傷にも減少が見られ、こうした変化がアンチエイジングにつながっているのかもしれないという観察結果も報告されています。[1]

しかし、これらはあくまでマウスでの変化、あるいは人間の細胞レベルでの変化を捉えたものであり、だからといって実際に人間が長寿になるのかまでは分かっていません。[2]

マウスで証明されたことが、人間では全く逆の結果になることもそう珍しくありません。マウスでの発見も、細胞レベルでの発見も、後に人レベルでの大発見につながる可能性のある重要な研究成果ではありますが、人の体というのは複雑で、それらの発見に基づく仮説が人レベルでは全く認められないということがよくあるのです。

冷静に考えてみれば、マウスと人間では、姿・形から全く異なる生き物ですから、マウスで起こったことが人間でも起こるとすぐに信じるのは無理がある、というのはお分かりいただけると思います。しかし、それでも大きな説得力を持ってしまうことがあるので、宣伝などに用いられることがあります。

ここは、私たちが持っておくべきヘルスリテラシーを成す大きな要素の一つであり、こういった研究結果を見る場合に、自分に当てはめようと逸《はや》る気持ちを抑える必要があります。

一方でファスティングは、ダイエットには有効かもしれないと考えられてきました。実際に、ダイエットの手法として、肥満のある人が1日の中で時間を決めて断食し、それ以外の時間で食事をするという方法が肥満を改善したと示す研究結果がありま す[3]。

と同時に、こういった研究結果に対しては、別に断食をしなくても摂取量が減れば体重は減り、必ずしも断食自体が何か良いことをしているわけではないのでは、という指摘もありました。これまでの研究結果が一貫しているわけではなく、あくまで「期待」にとどまっていたのです。

そこで、ここでご紹介する研究[4]では、カロリー制限をベースに行いつつ、それに加えてファスティングを行うグループと行わないグループで、肥満の人たちの体重や体脂肪がどう変化するかがランダム化比較試験を用いて評価されました。このランダム化比較試験というのは、治療法の有効性を示すのに最も適した研究手法です。

両群にそれぞれ割り付けされた人たちは、男性なら1500～1800kcalに、女性なら1200～1500kcalに摂取カロリーが一律制限され、片方のグループはそのカロリー内であれば自由にいつでも食事摂取が可能、もう片方のグループでは午前8時から午後4時まではでは食べられるものの、その時間外ではカロリー摂取は禁じられ、ファスティングを行うことになりました。

そしてその後、12ヶ月間観察されて、ダイエットにプラスの効果が見られるのかを評価されたのです。

結果として、12ヶ月の期間中、体重の変化、ウエスト、体脂肪、血圧などの評価指標にはいずれも、両群の間で差は見られませんでした。体重を見てみると、両群でともに7～8kg程度の減量が見られていました。ただし、どちらか一方に「副作用」が多く見られるということもありませんでした。

これらの結果から導かれることは、毎日16時間のファスティングは、1年間続けても必ずしもダイエットへの追加効果を示さないということ、そして食事は「時間より量だ」ということではないかと思います。どちらのグループでも量のコントロールによって、体重は確実に減っていたのです。

一方で、大きな副作用が見られなかったことから、「量」をコントロールするために「時間」を使うという方法は良さそうともいえます。食べられる時間が自由になると、人はどうしても食べてしまうものです。肥満のある人なら、なおさらかもしれません。

また、この研究の限界も知っておく必要があります。この研究は、中国の特定の地域で行われた、100人規模の比較的小さな研究であり、この人たちのもともとの食生活を辿ってみると、ベースとして13〜14時間のファスティングの時間があったそうです。つまり、参加者にとっては所詮2、3時間の追加のファスティングが行われただけということになります。また、ファスティングの方法論も様々にある中で、この研究はあくまで一つの方法だけを適用したもので、ここからファスティングの全てを語れるわけではありません。午前中はずっと断食した方がいいのではないか、など様々な別の仮説も立てられます。

少し見方を変えてみると、この研究では、どちらの群でも見事なまでのダイエットに成功しているわけですが、これは臨床試験に参加して、どの人にも多くの「目」が向けられているということが重要だったともいえるかもしれません。

このように、限界はいくつもあるものの、ダイエットは「時間よりまず量」であり、肥満の治療として「どう量をコントロールするか」そして「量をコントロールするためには人の目が必要」ということもいえそうです。

そこには、デジタルプラットフォームの入り込む隙間がまだたくさんありそうです。人にどう効率よくスマートフォンが声をかけ、カロリー消費を「監視」できるか。それをクリアするようなテクノロジーは、新たな肥満治療の潮流になりうるかもしれません。

回答

断食で長生きできるのかは、マウスでそれを示唆する知見が得られているものの、人間でそれが起こるのかはまだよく分かっていません。ダイエットの方法の一つとして用いることはできるかもしれません。

1 Heilbronn LK, Ravussin E. Calorie restriction and aging: review of the literature and impl cations for studies in humans. *Am J Clin Nutr* 2003; 78: 361–9.
2 Redman LM, Ravussin E. Caloric restriction in humans: impact on physiological, psychological and behavioral outcomes. *Antioxid Redox Signal* 2011; 14: 275–87.
3 Stockman MC, Thomas D, Burke J, Apovian CM. Intermittent Fasting: Is the Wait Worth the Weight? *Curr Obes Rep* 2018; 7: 172–85.
4 Liu D, Huang Y, Huang C, *et al.* Calorie Restriction with or without Time-Restricted Eating in Weight Loss. *https://doi.org/101056/NEJMoa2114833* 2022; 386: 1495–504.

地中海式ダイエットの検証

地中海式ダイエットが体に良いという噂を聞いたことがある人は少なくないでしょう。この言説に根拠はあるのでしょうか。

まず、地中海式ダイエットとはそもそも何か。細かい説明はここでは避けますが、果物や野菜、豆やナッツ、全粒粉やオリーブオイルなどを取り入れた食事の総称です。単一の定義というのは実はないようなのですが、地中海周辺の国でとられてきた、右記のようなものを摂る食事の総称となっています。

地中海式ダイエットが「本当に世界中の全ての料理の中でとりわけ優れた料理なのか」は立証されているわけではありません。

そもそも食事のエビデンスというもの自体が確立しているわけではないのです。なぜならシンプルに、「食品の比較試験を行う」ということが薬剤と比べて難しいからです。このため、食事のエビデンスは、観察研究や構成する栄養素からの推測に頼るのが一般的といえます。

すなわち、「○○を食べると○○に良い」という言説は、ほとんどの場合、その因果関係が明確に証明できていないのです。にもかかわらず「○○という食品は○○に良い」と言い切っている記事には多かれ少なかれ嘘があると考えた方が良いでしょう。

そんななか、地中海式ダイエットでは、なんとランダム化比較試験が行われています。ここがまず、地中海式ダイエットがハイライトされる所以《ゆえん》の一つです。日本食、沖縄料理など、他の特徴ある食事法と比較されているわけではないので、「あの食事法よりいい」ということはできませんが、少なくともその結果から、何らかの因果関係を導けそうです。

なかでも特に大きな研究が、「PREDIMED試験」と呼ばれる研究[1]です。PREDIMED試験には、心血管のリスクのある55歳から80歳までの7447人の被験者が参加しています。それらの被験者が、次の3つのグループに分けられました。

❶地中海式ダイエットとエクストラバージン・オリーブオイルを摂取する

❷地中海式ダイエットとナッツを摂取する
❸脂肪だけ抑えた普通の食事を摂る

オリーブオイルやナッツはそれぞれのグループに無料で提供されています。

被験者には、栄養士によるマンツーマンやグループでの丁寧な食事や栄養配分の教育が行われ、研究期間中も定期的なフォローがあるなど手厚いサポート付きです。ここは、やや現実から離れてしまっているかもしれないポイントの一つで、試験結果を見る時に注意が必要な点でもあります。

また、この研究では、自分がどのグループかが明示されているので、バイアスを避けるための工夫の一つである「盲検化」はできていません。「盲検化」というのは、例えば薬の研究の際に、自分が治療薬を飲んでいるのか、偽物の薬を飲んでいるのかを分からなくする工夫のことです。盲検化することで、薬を飲んでいるグループだけ「治療薬を飲んでいるからよくなるに違いない！」という影響の排除が期待できます。

ここも、この研究の限界の一つになります。

その後、これらの人が4・8年ほど経過観察され、観察期間中に心血管イベント（心筋梗塞や脳梗塞など）がどの程度の人に起こるかが評価されました。なお、どのぐらい地中海式ダイエットを守ることができたかというのは様々な角度から評価されており、比較的高い遵守ができていたことも確認されています。

結果として、心血管イベントは、地中海式ダイエット（無料エクストラバージン・オリーブオイル付き）のグループで3・8％に、地中海式ダイエット（無料ナッツ付き）のグループで3・4％、低脂肪食のグループでは4・4％に生じるという結果となりました。この結果から、地中海式ダイエットが心血管イベントの減少に有効であるとの結論が導かれています。

微々たる差ではないかと思われるかもしれませんが、統計学的に意味のある差がついており、価値のある結果です。この数字から、何人に介入すれば1人の心臓や脳を守れるかという指標で表してみると、だいたい100人に1人ということになります。

これまた「小さい数字」と思われるかもしれませんが、脳梗塞の治療に用いられる、有名なアスピリンも100人に投与して1人の脳梗塞を防ぐと考えられており、それと比べてみても十分価値のある効果だと考えられます。また、割合が好きな方には、約30％のリスク減少とも算出できます。

もちろん、先にご説明したような盲検化ができていない（しようがない）などの限界はあるものの、今回ご紹介したランダム化比較試験を含めて、心臓や血管に保護的に働くことが確認できている食事法であるからこそ、重宝されています。

ただし、続けられなければ意味はないと考えられ、今日1日やってみよう、ではほとんど意味は持ちません。また、食事には「食べる幸せ」という側面もあるため、オリーブオイルもナッツも嫌いな人が無理をして地中海式ダイエットを行う必要はありません。しかし、何か食事に「心臓を守る要素を取り入れてみたい」と関心のある人にとっては、下手なダイエット本に手を出すより、地中海式ダイエットの料理法を学んでいただく方が、より確率の高い健康法になるでしょう。

なお、このダイエット法もまだまだ広く使われるのに十分なエビデンスがあるわけではありませんが、エビデンス・ファーストの米国では、多くの心臓の専門家が「地中海式ダイエットをしているか？」と患者に尋ねており、私もそのシーンに何度か遭遇しています。

おそらく心臓に優しい地中海式ダイエット、無理のない範囲で取り入れてみると、将来の自分を守ることにつながるかもしれません。

回答

地中海式ダイエットは、心臓や血管の病気に保護的な効果がある可能性が高い食事法です。

ただし、「日本食」などの食事法との比較が行われているわけではないので、「日本食よりいい」という言い方は難しい点に注意が必要です。

1. Estruch R, Ros E, Salas-Salvadó J, et al. Primary Prevention of Cardiovascular Disease with a Mediterranean Diet Supplemented with Extra-Virgin Olive Oil or Nuts. N Engl J Med 2018; 378:e34. Available at: https://www.nejm.org/doi/10.1056/NEJMoa1800389. Accessed 13 January 2022.

冷え性は病気のサイン？

冷え性は、手や足の先などに「冷え」の感覚を持ちやすい傾向を指します。冷えへの過敏な反応から、不快感を抱いたり、寒い環境を極端に避ける行動につながったりします。寒い場所で冷えを感じるのは万人共通ですが、必ずしも人が寒いと感じない場所でも「冷える」と感じ続けていれば「冷え性」にあたることになります。

これは、一つの「症状」とはいえますが、必ずしも「病気」とはいえません。もっとも、東洋医学的には病として対処されており、日本でも一つの疾患概念のように浸透しているかもしれません。

冷え性には、背後に原因となる病気が隠されていることがあり、そのような病気がないかどうかを見極めることは大切です。

ただ一方で、「冷え」というのはあくまでも主観的な感覚であり、何も病気がなくてもそのような感覚を持つことが十分にありえます。一般的によくいわれる「冷え性」

はそのようなケースが多いと考えられます。

よく誤解があるのですが、冷え性では、必ずしも全身の体温が低いというわけではありません。ただ「冷え」を体の一部で極端に感じやすくなっているというだけです。

ここで少し体の温度調整の仕組みと冷えの関係についてご説明しておきたいと思います。

体の温度というのは、複数のシステムによってコントロールされています。この制御システムの最上位の司令塔はあなたの脳の視床下部というところにあります。[1] そこで体温の変化を敏感に察知し、体の各部位へ指示を出しています。

指示を出す相手は、例えば、甲状腺と呼ばれる首の真ん中あたりにある臓器です。甲状腺で作られる甲状腺ホルモンは体の燃料を燃やし、熱を作る指令を出す大切な役割を果たしています。この甲状腺がうまく機能しなくなると、冷えを感じやすくなります。

あるいは、血液は熱を全身に運ぶ役割も果たしています。血液の流れが悪くなった場所では、実際に温度が下がってしまい冷えの原因となります。血液の重要な成分である赤血球の減る貧血でも、冷えを感じやすくなることが知られています。

また、この「冷える」という信号を送っている神経に何らかの障害が生じると、冷えを感じやすくなります。

このように、冷えを起こす原因は多岐にわたるのです。

また、冷え性は女性に多いとよく言われます。必ずしも科学的な裏付けがあるわけではないと思いますが、いくつか可能性のある理由を考えることができます。

一つは、筋肉量の違いが挙げられるでしょう。筋肉は熱を生み出すのに重要な役割を果たす臓器です。女性は男性に比べて相対的に筋肉が少ないことが多いので、それだけ熱を生み出しにくくなるかもしれません。

あるいは、日本人の女性には痩せ型が多いことも一因と言えそうです。脂肪は熱を体に保持するのに重要な役割を果たしますが、痩せているとその分熱を体に保持しにくくなってしまいます。

また、貧血が女性に多いのも理由の一つかもしれません。閉経前の女性には、生理の出血によって貧血をお持ちの方が多く、その貧血も冷えの原因となりえるのです。

さらに、これは必ずしも女性に限った話ではありませんが、その他に冷え性が多くなる特徴として、喫煙や偏頭痛を持つ人にも頻度が高いことが知られています。[2]

冷えが病気からきているかは、いくつかのチェック項目を確認することで、確かめることができます。以下を参考にしてみてください。

Q冷え性はどのぐらいの期間続いていますか？

症状が一時的ではなく、比較的長い間お困りの場合には、何らかの病気が原因の可能性があります。病院でご相談いただくことをお勧めします。

Q症状に悪化傾向はないですか？

悪化傾向がある場合には、何か治療しなければいけない病気が背景にある可能性がありますので、病院でご相談いただくことをお勧めします。

Q冷え性以外に何か症状はありますか？

例えば、貧血ならばめまいや立ちくらみ、甲状腺の病気であれば、むくみや疲れやすさ、うつ症状などが出ることがあります。

Q現在治療中の病気や服用中の薬はありますか？
冷え性が治療中の病気や薬と関連した症状の可能性もありますので、かかりつけの医師にその可能性があるか尋ねてみてください。場合により、薬の変更によって症状が改善するかもしれません。

Q冷たいものを触った時に、手や足の指先が白色、青色、そして赤色と変わることがありませんか？
レイノー現象という症状の可能性があり、それが冷えの原因であることが示唆されます。背景に病気が隠れていることもあるため、お近くの病院でご相談ください。

これらに該当する場合、あるいは該当しなくてもご心配のある場合には、一度近くのかかりつけ医にご相談いただくと良いでしょう。

最後に、冷え性の対策についても説明します。繰り返しになりますが、冷え性は症状であって、単一の「病気」ではありません。このため、冷え性を根本的に解決するためには、まずは原因を特定し、その原因にアプローチする必要があります。インターネットなどを見ていると、様々な健康法や対処法が出てきますが、最も重要なのは「原因を考える」というプロセスであることを忘れてはいけません。

例えば、いつも健康診断で貧血を指摘されている方は、インターネットで出てきた冷え解消のためのエクササイズをいくら試しても改善の見込みは低いでしょう。まずは貧血をしっかり治すことでこそ、冷え性が改善する可能性が高くなります。

あるいは、甲状腺の病気がある場合、甲状腺のホルモンの補充をしなければ、冷えはよくなりません。痩せすぎが原因の場合には、エクササイズではなく、むしろ少し体重を増やす必要があるかもしれません。

このように、対処法は原因により大きく異なるので、一律これをやれば良いというものではないと認識しておく必要があります。

上述のような原因がない場合には、一般論として、健康な生活習慣が冷えの改善にもつながります。例えば、定期的な運動で筋肉量を増やすこと、良好な体の血流を維持すること、そしてバランスの良い食生活で体重を適正に維持することが大切です。

また、冬の寒くなる時期には、厚手の靴下や手袋、1枚多く上着を着込むなど暖かくするのをお忘れなく。

回答

冷え性は多くの場合は病気ではなく、感覚的な「傾向」です。

ただし、長期に続く、悪化傾向がある、他の症状がある、治療中の病気がある、手足の指先の色が変わる、などがあれば病気からきている可能性もありますので、一度病院受診をお勧めします。

1 Tan CL, Knight ZA. Regulation of Body Temperature by the Nervous System. Neuron. 2018. DOI:10.1016/j.neuron.2018.02.022.

2 Stjernbrandt A, Carlsson D, Pettersson H, Liljelind I, Nilsson T, Wahlström J. Cold sensitiv ty and associated factors: a nested case–control study performed in Northern Sweden. Int Arch Occup Environ Health 2018. DOI:10.1007/s00420-018-1327-2.

止まらないしゃっくりは危ない？

しゃっくりを一度も経験したことがないという人はおそらくほとんどいないでしょう。しゃっくりはそれほど身近なものだと思います。

しかし、しゃっくりが何なのか、なぜ起こるのか、考えてみたことがある人はあまりいないかもしれません。そもそも、しゃっくりとは何なのでしょうか？

しゃっくりは、「意図しない横隔膜の収縮」です。これでもまだピンとこないかもしれません。横隔膜というのは、胸とお腹を隔てる膜状の構造で、呼吸をするための筋肉でもあります。普段はこの筋肉が縮んだり緩んだりを繰り返すことで、人は呼吸を続けています。一方、この筋肉が意図せず突然収縮してしまうと、人は急速に息を吸い込ま「される」ことになります。その後、空気の通り道にある声門と呼ばれる蓋が閉じ、息を吸い込む動きが止まります。この声門は、まさに声を生み出す場所でもあるのですが、この声門が閉じる際にしゃっくりの音が出るのです。そして、この一連の動きがしゃっくりというわけです。

しかし、この動きにどういう意義があるのかはよく分かっていません。一説によると、まだ赤ちゃんとしてお腹の中にいる間に、呼吸の訓練として起こる、プログラムされた横隔膜の運動が大人になって残ったものではないかとも考えられています。[1]

しゃっくりは、背の高い男性に多い傾向が報告されています。[2] これを読んでるあなたが高身長の男性であれば、しゃっくりに苦しむ確率は他の人より高いかもしれませんし、低身長の女性であれば、その確率は低いかもしれません。ただ、それもなぜだかはよく分かっていません。

基本的に、しゃっくりは病的でないことがほとんどで、特に48時間未満でおさまるものは多くが問題はないと報告されています。[3,4] 一方、48時間以上続いてしまう場合には、背景に病気が隠れている可能性を考える必要があります。

基本的には、横隔膜、または横隔膜と脳をつなぐ神経に何らかの刺激があると、しゃっくりが止まらなくなってしまうことが考えられます。横隔膜の上側には、心臓や肺があり、下側には、胃や肝臓といった臓器があります。このため、例えば肺のがんや炎症、胃や肝臓の病気が原因で、止まらないしゃっくりが起こる可能性があります。
私自身、「しゃっくりが止まらない」という人に肝臓のがんを見つけたり、肺の病気を見つけたりしたことがあります。また、新型コロナウイルス感染症でも肺炎が起きますが、止まらないしゃっくりで病院を受診し、蓋を開けてみたら原因は新型コロナだったというケースも報告されています。[5]

あるいは、薬が原因となることもあります。最もよく報告されている薬はデキサメタゾンと呼ばれるステロイドの薬です。[2] 実はこの薬、新型コロナウイルス感染症の治療薬としても使用されますが、その他に抗がん剤による吐き気どめとして使用されたり、喘息の治療で使用されたりもする用途の広い薬です。このため、医師としてこの薬が原因のしゃっくりにもたびたび出会ってきました。

このように、基本的には特に問題はない症状であるものの、48時間以上続いてしまった場合や、薬の投与を受けるたびに起こる場合には、病院で相談する必要があるといえるでしょう。

なお、しゃっくりの止め方は、それぞれ「自己流」があるかもしれませんが、基本的には、「迷走神経」と呼ばれる神経の働きを高めるような行動や横隔膜の動きを止めるような行動が有効ということが分かっています。[4]

例えば、10秒程度の息止めをする、冷たい水を飲む、舌を引っ張るというような行動が有効だと報告されています。[2]あくまでケースバイケースの報告であり、しっかりと研究されたものではないですが、危険性の少ない方法がほとんどであり、試す価値があります。

また、しゃっくりには有効な薬もいくつか報告されており、しゃっくりが止まらない場合にはそれらの薬を使用することもできます。

たかがしゃっくり、されどしゃっくり。しゃっくりも実は奥が深いのです。

回答

48時間以上続くしゃっくりは要注意、病気の可能性を探る必要があります。

1 Kahrilas PJ, Shi G. Why do we hiccup? Gut 1997; 41: 712–3.

2 Hosoya R, Uesawa Y, Ishii-Nozawa R, Kagaya H. Analysis of factors associated with hiccups based on the Japanese Adverse Drug Event Report database. PLoS One 2017; 12: e0172057.

3 Kolodzik PW, Filers MA. Hiccups（singultus）: review and approach to management. Ann Emerg Med 1991; 20: 565–73.

4 Smith HS, Busracamwongs A. Management of hiccups in the palliative care population. Am J Hosp Palliat Care 2003; 20: 149–54.

5 Totomoch-Serra A, Ibarra-Miramon CB, Manterola C. Persistent Hiccups as Main COVID-19 Symptom. Am J Med Sci 2021; 361: 799–800.

口臭は気にしなくていい？

新型コロナウイルス感染症の流行を受け、多くの方がマスクをつけるようになりました。マスクをつけるようになって「自分の口臭が気になるようになった」という方も少なくないかもしれません。

食後の臭いならまだしも、「何も食べていないのに口が臭い」「病気かもしれない」などと考える方もいらっしゃるかもしれません。そもそも口臭は病気のサインなのでしょうか。

一般的に、口臭は、生理的口臭、病的口臭、主観的口臭の三つに分けられます。それぞれどのようなものか、説明します。

まず一つ目は、生理的口臭と呼ばれるもので、基本的に心配の必要はありません。これは多くの方が経験していると思いますが、朝起きた時に強い臭いを感じるというものです。でも朝歯みがきをすればそれ以降はスッキリ。そんな経験、ありませんか？

これは、皆にありうる「生理的」な口臭で、病的なものではありません。朝起きた後に歯みがきをしたり、朝食を食べたりすることで消えていく一時的なものです。

寝ている間というのは、唾液の流れが少なくなり、細菌が口の中で繁殖しやすくなります。口臭は、この細菌によって作られる化学物質から生じると考えられています。実際、全体で見ても、口臭の8割以上は口内由来であることが知られています。[1]

舌の上の細かな溝の間や歯の間に食物が残っていると、細菌が臭いを作るもととなり、臭いがより悪化することも知られています。寝る前の入念なブラッシングが口臭を防ぐために大切なことが分かります。

しかし、どんなに口臭が強くても、朝食を摂ったり、ブラッシングをしたりすることで、再び唾液が出るようになり、細菌が洗い出され、口臭はおさまります。このように、朝にだけ感じられ、ブラッシング後に消える口臭はあまり心配がいらないといえます。

なお、女性の場合には、月経中に唾液分泌が減りやすくなり、月経中だけ口臭が気になる場合があることも知られています。[2]

また、生理的な口臭の原因は他にもあります。分かりやすいところではタバコやアルコール、食品でいえばニンニクや玉ねぎなどを摂取した後にも口臭は生じえます。これは摂取したもの自体の臭いによるものであり、これまで述べてきたメカニズムとは異なりますが、これも同様に、心配のいらない口臭といえるでしょう。

裏を返せば、時間帯や食事摂取によらず口臭が続く場合には、少し心配すべきかもしれません。

この心配すべき口臭は、病的口臭と呼ばれます。病的口臭は、特定の病気によって生じる口臭で、生理的口臭との大きな相違点は、タバコなどの嗜好《しこう》がなくても存在し、ブラッシングなどをしても消えない点です。そこに病気があり続ける限り、臭いも続くというわけです。

この病的口臭は、原因となっている体の部位によってさらに細かく分類することができます。なかでもとりわけ多いのは、口由来の病的口臭です。

例えば、歯周病など口の中で細菌感染が起こっており、歯肉でたくさんの細菌が繁殖してしまっているケースでは、強い臭いが出ることがあります。また、虫歯があったり、歯並びが悪く歯間に食べ物が詰まってしまったりというような方も強い口臭が出ることがあります。つまり、口の中のケアを怠ってしまっている場合、虫歯が目立つというような場合にはそれが口臭の原因かもしれません。

また、「ドライマウス」と呼ばれる病態でも口臭が厳しくなることがあります。この「ドライマウス」は、読んで字の如《ごと》く、口が乾くという状態を指しますが、シェーグレン症候群と呼ばれる病気や、花粉症薬、うつ病の薬などでも生じることがあります。例えば花粉症の薬を飲み始めてから口臭が気になるようになったという場合、薬をやめて元に戻るかを試すのも手です。このドライマウスは、虫歯の原因にもなりえます。口が乾きやすい、すぐに水が欲しくなる、などといった症状がある場合には注意が必要といえます。

さらに重篤なケースとして、口の奥の扁桃という場所の細菌感染症や口や喉のがんでも口臭をきたすことがあります。[3] こうした場合には、痛みや発熱、首にしこりがある、体重が減るなどの症状が見られることも多くなります。このように、口の臭いだけでなく痛みやしこり、体重減少といった症状があれば病気が隠れている可能性があり、病院受診が勧められます。特に口の中や喉の奥のがんはタバコが強い危険因子となりますので、喫煙者では注意が必要です。

口以外の病気が原因になることは比較的稀《まれ》ですが、そのようなこともありえます。口以外で多いのは、口と距離の近い鼻の病気です。特に、副鼻腔炎と呼ばれる、鼻の奥の構造に生じる炎症、感染症で、口臭が出やすくなることが知られています。強い鼻づまりや顔面の痛み、熱が続くという場合には、このような病気を疑う必要があります。

それ以外に、肺の感染症や食道・胃の病気でも口臭が生じることがありますが、とても稀です。咳や痰が続くという場合には肺の病気の存在が示唆され、胸焼けや胃の痛みが続く場合には食道・胃の病気の存在が考えられますので、あわせて注意すべき症状といえるかもしれません。

最後に、全身の病気でも口臭が出ることがあるので、ご紹介します。例えば、よく知られているのが、肝硬変という病気です。これは、ウイルスの感染症や長期にわたる飲酒で生じることのある病気です。肝硬変で生じる口臭は「肝性口臭」と呼ばれており、独特な臭いがするので、内科医ならすぐに気がつくかもしれません。また、腎臓病や糖尿病の悪化でも口臭につながることがあります。糖尿病の悪化の場合にはどこか甘い匂いがするので、口臭とは捉えられないかもしれません。肝臓や腎臓の病気では、強い足のむくみが出る、息苦しさが出る場合があり、病気を疑うきっかけになりえます。

このように、口臭に加えて、その他の症状がある場合には注意が必要です。

もう一つ、最後にご紹介するのが、主観的口臭あるいは偽口臭と呼ばれる口臭です。これは、実際には臭いはせず、他人からは確認できないものの、主観的に口臭が気になってしまっている状態のことを指します。実は、口臭を理由に病院受診する方の約4分の1がこれに該当すると報告されています。[5]

その多くが精神心理的な認知の問題で、歯みがきを過剰に行ったり、うがいやブレスケアの使用を頻繁にしたりといった行動変容が見られることも多いという特徴があります。[6]

また、稀に神経の病気やビタミンの欠乏でも、本当は臭いがないのに臭いがあると錯覚する症状が出ることがあります。さらにいえば、新型コロナウイルス感染症でも、こうした錯覚が出ることがありえます。ただし、コロナウイルス感染症でこのような症状が出る場合、多くは同時か先行して発熱や咳といった他の症状が見られますので、そのような症状なしに不用意に感染を心配する必要はありません。

いずれにせよ、口臭が気になる場合に、同居のご家族やよく一緒にいる恋人、友人に確認し、臭いが気にならないと言われたら、それは主観的口臭の可能性が高く、病的口臭の心配はそう必要ではないでしょう。

回答

以下の質問に該当する場合には病気のサインかもしれません。病院や歯科への受診をお勧めします。

①時間帯や食事摂取、嗜好品によらない口臭があるか？
②口の中のケアを怠っていないか？
③喉の痛み、鼻づまり、発熱や体重減少といった口臭以外の症状がある

か？

④その口臭は、家族や友人にも指摘されるか？

1 Fedorowicz Z, Aljufairi H, Nasser M, Outhouse TL, Pedrazzi V. Mouthrinses for the treatment of halitosis. Cochrane Database Syst. Rev. 2008. DOI:10.1002/14651858.CD006701.pub2.

2 Tonzetich J. Production and Origin of Oral Malodor: A Review of Mechanisms and Methods of Analysis. *J Periodontol* 1977. DOI:10.1902/jop.1977.48.1.13.

3 Ferguson M, Aydin M, Mickel J. Halitosis and the tonsils: A review of management. Otolaryngol. - Head Neck Surg. (United States). 2014. DOI:10.1177/0194599814544881.

4 Preti G, Clark L, Cowart BJ, *et al.* Non-Oral Etiologies of Oral Malodor and Altered Chemosensation. *J Periodontol* 1992. DOI:10.1902/jop.1992.63.9.790.

5 Rosenberg M, Kozlovsky A, Gelernter I, *et al.* Self-estimation of Oral Malodor. *J Dent Res* 1995. DOI:10.1177/00220345950740091201.

6 Falcão DP, Vieira CN, Batista De Amorim RF. Breaking paradigms: A new definition for halitosis in the context of pseudo-halitosis and halitophobia. J. Breath Res. 2012. DOI:10.1088/1752-7155/6/1/017105.

ウォーキングは1日何歩までがベスト？

スマートフォンをお持ちの方にとって、歩数というのは活動度を容易に示してくれる身近な目安になっているかもしれません。歩数が多ければ多いほど健康につながりやすいというのであれば、「一駅手前で電車を降りて歩こう」なんて考えることもあるかもしれませんよね。

歩数に関しても、いろいろな噂を聞くのではないでしょうか。「1日1万歩歩くと健康に良い」と言う人もいれば、「1万歩は歩きすぎだ」と言う人もいます。

一体何が本当なのでしょう？

運動習慣がもたらす健康上の有益性は、多くの人にとってほとんど間違いのないものですが、歩くことは健康に好影響をもたらすのでしょうか。

そうした研究は実は数多く存在します。

代表的な一つとして、2020年にJAMA誌に掲載された研究を挙げることができます。[1]

この研究では、平均約57歳の4840人を10年間ほど追跡して、歩数と死亡率の関連性を調べました。また、死亡率だけでなく、追加で心臓・血管疾患やがんによる死亡率との関連性もあわせて調べられています。

その上で、歩数と死亡率の関連性を評価してみると、98ページのグラフのような関連が見られました。とてもきれいな、分かりやすいグラフになっています。

また、年齢別に見てみても、年齢に関係なく、この関連性が見られることが分かります。

このような関連性は、心血管疾患やがんの死亡率でも同様に見られており、これらの結果から、1日の歩数と死亡率の間には、少なくとも1万歩を超えるあたりまでは歩数が増えれば増えるほど、死亡率が低下するという関連性が確認できます。

一方で、1万歩を超えたあたりからはカーブがフラットになっています。これはある程度の強度や量までいくと、運動には「天井」が存在するということを示唆しているともいえます。なお、この「天井」については、他の研究でも繰り返し指摘されて

年1000人あたりの死亡率

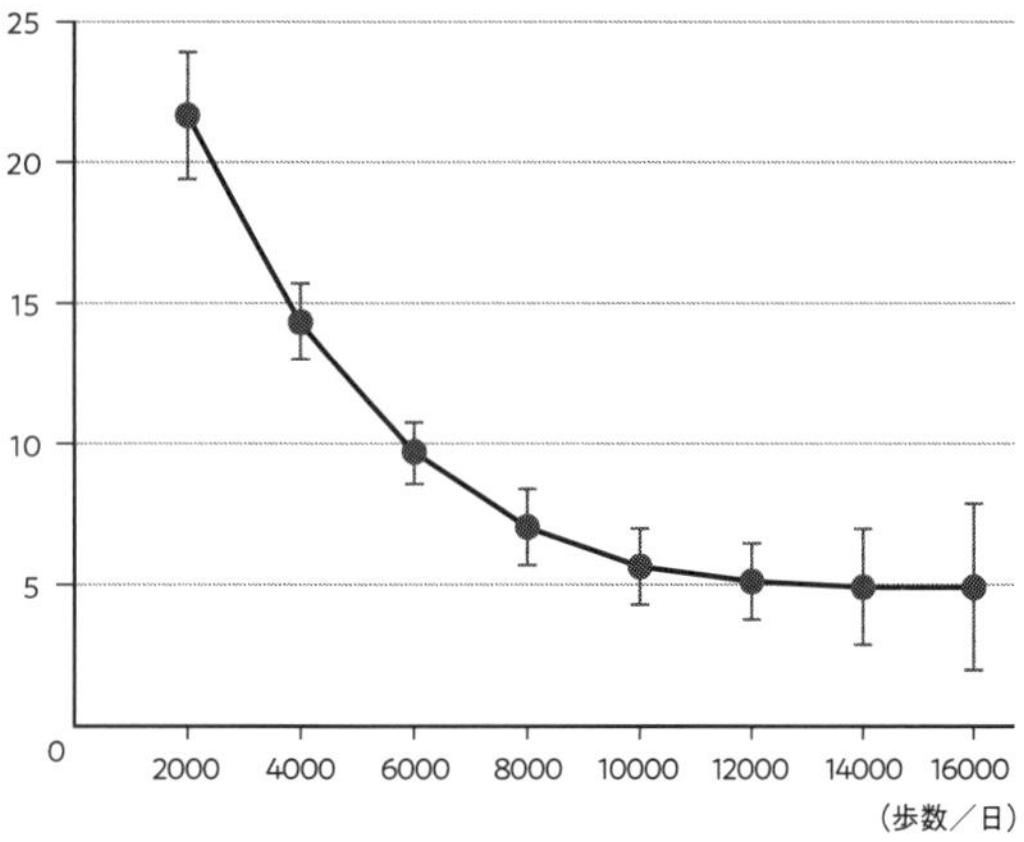

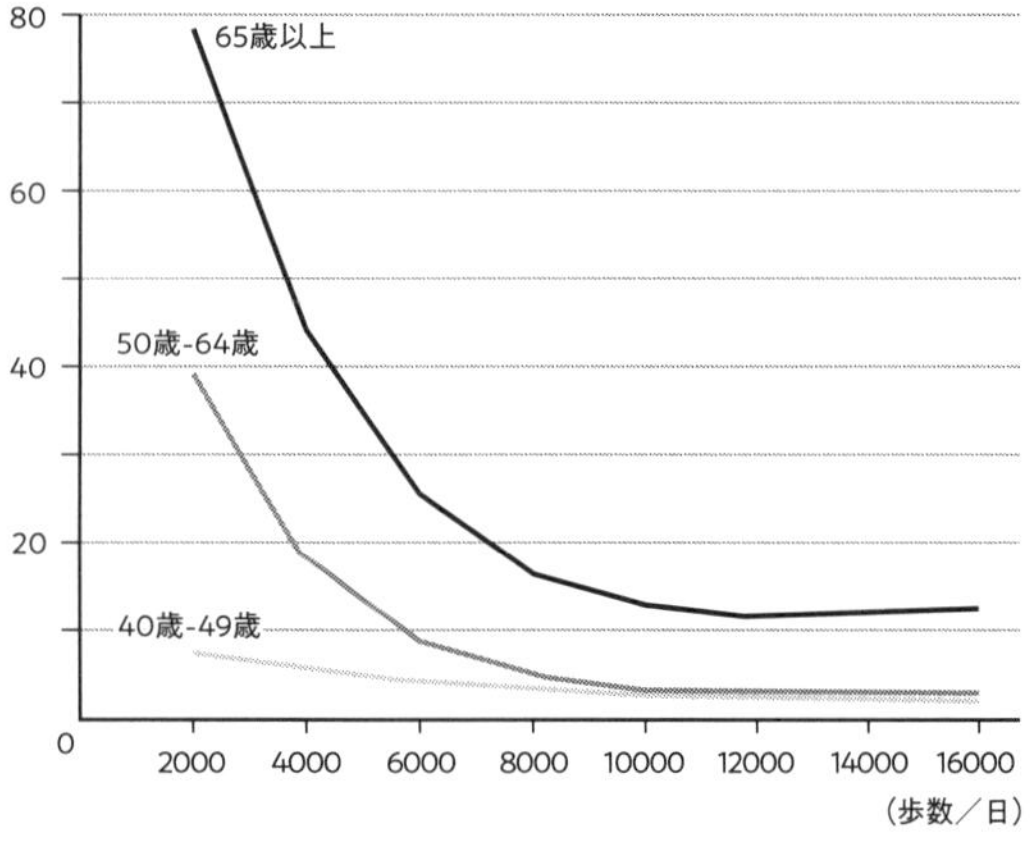

Saint-Maurice PF, Troiano RP, Bassett DR, et al. Association of Daily Step Count and Step Intensity With Mortality Among US Adults. JAMA 2020; 323: 1151–60. を参考に作図

おり[2]、あくまで何事もバランスなのかもしれません。

ここで、研究結果を見慣れている方であれば、「とはいっても、よく歩く人ほど肥満が少なくて、実は肥満が死亡率と関連しているんじゃないの？」と考えるかもしれません。しかし、この研究では、歩数以外の様々な健康による影響が邪魔しないよう、年齢や肥満、喫煙や飲酒、様々な持病などといった要因が、解析にあたって調整されています。よって少なくとも肥満に関してはあまりその心配はなさそうといえます。

もちろん、この研究で調整しきれていない持病などが影響を与えた可能性はあるでしょう。

また、この研究では興味深いことに、歩行の強度（スピード）の影響も評価の対象にしており、こちらの方は、歩数で調整をすると、死亡率との関連性が見られなかったこともあわせて報告されています。どうやらスピードではなく歩数こそ鍵のようなのです。

ここでは、歩数と死亡率との関連性を主に紹介しましたが、実はウォーキングを含む有酸素運動は、死亡率だけでなく、心臓の病気、高血圧や糖尿病、少なくとも8つのがん、アルツハイマー病を含む認知症の発症率低下との関連性も報告されています[3,4]。

また、病気のリスクを「減らす」だけでなく、認知機能や睡眠、生活の質を「改善させる」効果も指摘されています[3]。

ただし、これらの結果は、そのほとんどが比較的大規模な観察研究で示された「関連性」です。すなわち、運動をする傾向と病気の発症率の低下との間に関連があることまでは分かっているものの、実際に「運動をしたから病気が減るか」という因果関係までは明確になっていません。

一方、運動には「害」もあります。「害」として報告されるのは、ほとんどが筋骨格系の問題、すなわち筋肉や関節のけがです[5]。また、普段運動をしない人が運動をすると、運動習慣のある人よりもけがをする確率が高くなるという指摘も頭に入れておくべきでしょう。

また、稀ですがより深刻な合併症として、脱水による腎機能の障害や、心臓に持病がある場合に不整脈を引き起こす可能性なども挙げられます。ただしこれらは、水分補給をこまめに行う、心臓の持病がある場合には主治医と事前に運動の中身について相談しておくなど、未然に防げる部分があるのも事実です。

こうした「害」と「益」の可能性を比較してみると、有酸素運動はほとんどの人にとって、益が害を上回るといえます。

以上から導かれる結論として、「歩く」という有酸素運動を好む方にとって、おそらく1日1万歩の歩行はあなたの健康を守ることにつながるでしょう。大きな心臓の持病などがなければ、害のリスクは益を上回るものにはならず、総じて健康増進のために勧められるといえそうです。

回答

因果関係までは明らかになっていないものの、現時点では1日1万歩程度の歩行が健康を守ることにつながる可能性が高いと考えられています。「運動は苦手だが、ウォーキングなら」という方は、それを取り入れる価値がありそうです。

1 Saint-Maurice PF, Troiano RP, Bassett DR, *et al.* Association of Daily Step Count and Step Intensity With Mortality Among US Adults. *JAMA* 2020; 323: 1151–60.

2 Arem H, Moore SC, Patel A, *et al.* Leisure time physical activity and mortality: A detailed pooled analysis of the dose-response relationship. *JAMA Intern Med* 2015; 175: 959–67.

3 Piercy KL, Troiano RP, Ballard RM, *et al.* The physical activity guidelines for Americans. *JAMA - J Am Med Assoc* 2018; 320: 2020–8.

4 Murtagh EM, Murphy MH, Boone-Heinonen J. Walking – the first steps in cardiovascular disease prevention. *Curr Opin Cardiol* 2010; 25: 490.

5 Falvey EC, Eustace J, Whelan B, *et al.* Sport and recreation-related injuries and fracture occurrence among emergency department attendees: implications for exercise prescription and injury prevention. *Emerg Med J* 2009; 26: 590–5.

腸内細菌が認知機能を高める？

数年ほど前から、腸内細菌と脳の関係性が注目されるようになりました。腸内細菌と人間の脳が何らかの形でコミュニケーションをとっているのではないかというのです。

「火のないところに煙は立たぬ」とはよくいったものですが、マウスモデルに抗菌薬を投与して腸内細菌を死滅させたり、腸内細菌の数を減らしたりしてみると、マウスの認知機能の低下が観察されていたのです。[1]

また、小規模の人間の研究でも、腸内細菌と認知機能の間に関連がある可能性が指摘されてきました。[2] 仮に、腸内細菌が認知機能に影響を及ぼしているとして、どのようなメカニズムが考えられるのでしょうか。

例えば、可能性のあるメカニズムとして、一部の腸内細菌が作る短鎖脂肪酸と呼ばれる栄養素が脳に保護的に働くのではないか、腸内細菌の免疫に及ぼす影響が認知機能にも関連するのではないか、などと考えられています。[3]

これまでは小規模な研究しかなかったのですが、人間を対象にもっと大きな規模で、改めて腸内細菌と認知機能の関連について検討しようではないかという試みが最近行われました。[4]

対象人数は約600人、いわゆる大規模研究と比べれば少数のようにも感じますが、これまでこの領域では数十人単位までの検討しかありませんでしたので、過去の研究よりは遥かに多くの人を扱ったといえます。

取り扱う人数を増やせば増やすほど、認知機能に影響を与えそうな他の要因の偏りを調整することが可能となり、純粋な腸内細菌と認知機能の関係の評価に近づくことができるという大きなメリットがあります。

この研究で対象となったのは、平均55歳の男女。便が採取され、便の中にいる細菌の持つ遺伝子データが解析されています。また、それぞれの人が各々認知機能の検査を受け、便中の細菌の種類や広がりと認知機能との間に相関があるかという点が評価されています。

すると、Barnesiella や Akkermansia と呼ばれる細菌のグループの存在と特定の認知機能の高さとの間に関連性が、また1人の人が持つ細菌の種類の豊富さと特定の認知機能の高さとの間にも関連性が指摘されました。

こういった結果から、特定の腸内細菌の存在や、腸内細菌の多様性と認知機能との間に何らかの相関があるのではないかという仮説が支持されました。

これもまだ仮説の域を超えるものではありませんが、特定の腸内細菌の存在が免疫担当細胞の働きの調整に関わり、脳内に沈着するアミロイドβ（アルツハイマー病の原因の一端を担っていると考えられているもの）を減らすことに起与しているのではないか、などといった考え方が示されています。

ただし、ここで示されたのは、あくまで「関連性」であり、腸内細菌と認知機能との間に「何か」が存在する可能性があります。例えば、特定の細菌を持つ人は、特定の栄養素を摂っている傾向があり、実は細菌の働きではなく、その特定の栄養素こそが認知症予防の鍵となっている、といった可能性です。

この研究では、幸い比較的大きなデータを取り扱ったことにより、年齢、背景となる教育レベルや喫煙状況、服薬状況などの偏りについては調整が行われています。しかし、細かな栄養素の違いまで追えているわけではありません。

「関連性」は「因果関係」を示すものではないということの確認が改めて必要なところです。なぜなら「関連性」を根拠に「因果関係」を示そうとして、例えば特定の細菌を腸内に移植するような介入試験を行ってもうまくいかなかった、などということは全く珍しくないからです。

また、仮に因果関係が本当にあったとしても、果たしてどの細菌がどのぐらい存在すれば、認知機能に好影響を及ぼすのかも分かっていません。仮に細菌の種類の広がりの方が大切だとしたら、特定の細菌を投与することはかえって悪影響になる可能性もあります。

こういったことから、「関連性」が報告されたからといって、腸内細菌を売りにした商品に手を伸ばすことは、「つかまされるだけ」「お金を払わされるだけ」の結果が待ち受けている可能性が高いと考えられます。しかし、腸内細菌と人間の脳との間にもしコミュニケーションがあるのだとしたら。それは、夢の広がる話だとは思いませんか。

回答

腸内細菌と認知機能との間には何らかの関連があるかもしれません。しかし、いわゆる「善玉菌」を摂取すれば認知機能が改善するというような因果関係はまだ明らかにされていません。

1 Gareau MG. Cognitive Function and the Microbiome. Int Rev Neurobiol 2016; 131:227–246.

2 Sarkar A, Harty S, Lehto SM, et al. The Microbiome in Psychology and Cognitive Neuroscience. Trends Cogn Sci 2018; 22:611–636. Available at: https://pubmed.ncbi.nlm.nih.gov/29907531/. Accessed 10 August 2022.

3 Kundu P, Blacher E, Elinav E, Pettersson S. Our Gut Microbiome: The Evolving Inner Self. Cell 2017; 171:1481–1493. Available at: https://pubmed.ncbi.nlm.nih.gov/29245010/. Accessed 10 August 2022.

4 Meyer K, Lulla A, Debroy K, et al. Association of the Gut Microbiota With Cognitive Function in Midlife. JAMA Netw Open 2022; 5:e2143941–e2143941. Available at: https://jamanetwork.com/journals/jamanetworkopen/fullarticle/2788843. Accessed 8 February 2022.

乳酸菌は風邪予防になる？

乳酸菌には、お腹の調子を整える、病気の予防ができる、ストレスが軽減する、など、様々な効果が謳われており、どこか「万能感」すら感じる人もいるかもしれません。なかでも「風邪予防ができる」は、乳酸菌にまつわる〝いい話〟の代表格といえるでしょう。実際のところはどうなのでしょうか。

そもそも、「風邪予防ができる」といわれるのは、腸での乳酸菌の働き所以です。なぜ腸で働く細菌が、鼻やのどに感染するウイルス感染症に有効な可能性があるのでしょうか。

背景には、腸にいる細菌と人間の間で交わされている絶え間ないコミュニケーションがあります。人間の腸の中には無数の細菌が生息していますが、この細菌たちが、免疫のバランスを最適に維持するのに大きな役割を果たしていると考えられているのです[1]。

人間の体を一つの街として想像してください。免疫を担当する細胞は街の警察官です。ウイルスや細菌を犯罪者に例えると、警察官は常日頃から、万が一犯罪が起きた時のためにトレーニングを積んでおく必要があります。そして、共生している腸内細菌たちが実は、トレーニングの機会を与えているというのです。トレーニングを積んだ警察官たちのおかげで、街の治安が守られています。

良質な乳酸菌は、いわば「協力的な」トレーニング相手であり、そのような細菌を与えると、より良いトレーニングが行われ、風邪のウイルスにも強くなる。そうした仮説を立てることができます。

このような背景があるからこそ、乳酸菌を投与することが風邪予防に有効かを検証するための試験が行われています。

乳酸菌が風邪予防に有効なのかを示すためには、年齢や性別などを同じ条件に揃えた二つのグループを準備し、それぞれ乳酸菌を投与するグループと、乳酸菌に似た有効成分の入っていない偽物（プラセボ）を投与するグループに分け、風邪の発症率を比較する必要があります。このような研究で、乳酸菌を投与したグループで風邪の発症が少なかったということが示されれば、乳酸菌が風邪予防に有効であることが実証されるというわけです。

いやいや、先の理論的なお話で十分でしょうと思われる方もいるかもしれませんが、そうではありません。なぜなら、現実世界で起こることが、理論的な話と全く逆になってしまうこともあるからです。

人助けをしようとして、実は逆効果のことをしていたとなったら目も当てられません。このため、しっかりとこのような研究を行う必要があります。

これまで、このようにランダムに割り当てた二つのグループで偽物と比較をした試験、ランダム化比較試験がいくつも行われており、そのうち12の研究をまとめたメタ分析という手法を用いた研究がありま[2]す。このメタ分析の結果を参考にすると、日常的に乳酸菌を含むプロバイオティクスを飲んでいる人は、プラセボを飲んでいる人と比較して、風邪のエピソードが47%少なく、風邪を発症したとしても、風邪で苦しむ期間が1・89日短縮していたと報告しています。

こう聞くと、いよいよ乳酸菌が本格的に風邪予防に効くのか、と思われるかもしれませんが、この話にはまだ続きがあります。

　実際にそれぞれの研究の詳細を見ていくと、残念ながらある研究ではランダムに割り付けられてはいるものの、試験の参加者の人数が非常に少なく、偶然の差の可能性が否定できなかったり、ランダム化のプロセスが明確でなく結果に偏りが出ている可能性があったり、はたまた乳酸菌を販売している会社によって行われていてその解釈に偏りが出ている可能性のある研究が含まれていたりと、全体として、12の試験の研究の質がいずれも低いことが分析の結果明らかとされています。このため、この研究で、乳酸菌などのプロバイオティクスが風邪予防に本当に有効であると言い切るのは難しいとされています。

　実際、各国の治療指針などでも風邪予防に際しプロバイオティクスは勧められていませんし、予防効果の不確定なものという扱いとなっています。

　ただ、不確定だからといってイコール無効ということでもありません。有効なのか、無効なのかがまだよく分からないという現状なので、今後のさらなる研究にも注目です。

回答

乳酸菌が風邪予防に有効なのかはまだ分かっていません。信じて使っている方を止める理由もありませんが、風邪予防のために使い始める理由もありません。手洗いや感染流行期のマスク装着といった、より確実な感染対策を行うことが大切です。

1 Yan F, Polk DB. Probiotics and immune health. *Curr Opin Gastroenterol* 2011; 27: 496.

2 Hao Q, Dong BR, Wu T. Probiotics for preventing acute upper respiratory tract infections. *Cochrane database Syst Rev* 2015; 2015. DOI:10.1002/14651858.CD006895.PUB3.

次世代エイジングケアNMNサプリの正体

皆さんは「NMN」という名前のサプリメントを聞いたことがあるでしょうか。今回は、このNMNの動向をまとめた論文[1]をもとに、その正体をご紹介します。

正式名称はNicotinamide mononucleotide（ニコチンアミド モノヌクレオチド）。「次世代エイジングケア」などと謳われ高額取引されています。なぜ、NMNが「次世代エイジングケア」といわれるのか、そしてこのような高額がつくのでしょうか。

NMNをサプリメントとして摂取すると、どのようなことが起きるか。まず、NMNは小腸で効率よく吸収されることが知られています。その後血液を巡り全身の細胞に届けられます。すると、NMNによって、細胞内にはNAD+（ニコチンアミドアデニンヌクレオチド）と呼ばれる物質が作られるといわれています。

NAD+は実は年齢とともに減っていくことが知られています。このNAD+が減少すると、どうやら細胞の中の大切な屋台骨であるミトコンドリアの機能が低下し、はたまた酸化ストレスに弱くなり、ＤＮＡへの障害が増加するといった変化が見られるようなのです。それがひいては、認知機能低下を招いたり、炎症性の疾患を起こす。この一連のプロセスが、老化と関連する動脈硬化性疾患（心筋梗塞や脳梗塞など）やアルツハイマー病などの一因を担っているのではないかと考えられています。

そこで、実際に様々な病気モデルのマウスにこのＮＭＮを投与してみると、糖尿病モデルのマウスでインスリン分泌が改善した、動脈硬化モデルのマウスで血管の機能が回復した、アルツハイマー病モデルのマウスで認知機能が改善した、と良いことづくめだったのです。こうした結果から、人間の細胞レベルでも研究が行われ、人間の細胞レベルでも同様の変化が確認されるようになっています。

「ここまで聞けば十分」と、お金儲けを考える会社は、すぐにサプリメントを準備し、一気に金のなる木に育てようとします。それはそうでしょう。サプリメントを飲むだけで、不老を導け、万病を予防できる。そんな便利なものがあるのなら、飛びつく人がいても不思議ではありません。もしかしたらこれを読んでいる皆さんも「いますぐ購入を」と先走りそうになるかもしれません。

一方で、このＮＭＮ、確かにポテンシャルはありそうですが、一体どのぐらいの量をどのぐらいの期間飲めば、どんな病気を（あるいは老化そのものを）どんな確率で改善するのかは依然として未知のままです。また、マウスや試験管での結果が、人では全く逆の結果になることもありえます。だからこそ、人での臨床試験が大切なのです。

人間に投与した研究もないわけではありません。我が母校、慶應大学のグループは、健康なボランティア10人にこのＮＭＮを投与する研究を行っています。しかし、所詮は10人。そこで決められた量を飲んだ人たちでの「安全性」が確認されたのみです。

ＮＭＮ以外のNAD+を増加させるサプリメントでは、腎臓や肝臓に障害をきたしたという報告もあります。むやみやたらにNAD+を増加すれば良いというものでもなさそうです。また、マウスモデルではＮＭＮの治療によって、運動による肥満への効果を失わせたとする結果が示唆されるなど、マイナスの影響も示唆されていないわけではありません。

不老を導くという目的であれば、比較的若年層から長期にわたって飲むことを折り込んでビジネスにしている人もいます。

有効性、安全性がともに曖昧な中、甘い言葉で惑わせ、それをさせてしまっている企業倫理を問いたいところですが、現在進行形で飲んでしまっている人がいることからも、長期に飲むことによる安全性の確認は喫緊の課題といえるでしょう。まずは現在飲んでいる人のデータの集積から始めるのが現実的といえそうです。

回答

NMNサプリが本当に人の老化予防につながるのかはまだはっきりとは分かっていません。

NMNサプリを長期に飲み続けた際の安全性もまだ分かっておらず、懸念されています。

1　Nadeeshani H, Li J, Ying T, Zhang B, Lu J. Nicotinamide mononucleotide (NMN) as an anti-aging health product – Promises and safety concerns. *J Adv Res* 2022; 37: 267–78.

「貧血には鉄分」の真偽

「貧血」といっても、そこには様々な原因があります。その原因の一つが鉄欠乏性貧血と呼ばれる病気です。赤血球の赤い色素、ヘモグロビンを作るには鉄分が欠かせないことが知られています。このため、鉄分が不足すると、ヘモグロビンが作れなくなり、貧血となってしまうのです。「貧血は鉄分が足りないからだ」といわれるのはこれが所以であり、実際鉄欠乏は貧血の最も多い原因の一つです。

実はこの鉄欠乏、出血とも大きく関連しています。出血が繰り返し起こると、赤血球とともに、それと結びついた鉄分も大きく失われてしまいます。そうなると、出血で失われた分の赤血球を産生するのに支障をきたします。

生理中の女性で貧血がなかなか良くならないという方は、実はここに原因があるのです。単に赤血球が生理の出血で失われてしまうというだけでなく、鉄分も失われてしまい、赤血球を作れなくなってしまっています。このため、鉄分を補充することがとても大切になります。

逆に、もし男性で鉄欠乏が見つかったら、女性のように生理で出血するという理由がないわけですから、他に理由を探さないといけません。一つには胃や腸からの出血が挙げられます。例えば出血の原因として、胃潰瘍のような病気が見つかるケースがあります。あるいは、鉄欠乏をきっかけに胃や腸のがんが見つかるという場合もあります。これは、生理の出血がひどくない女性に深刻な鉄欠乏が見つかった際にも同様のことがいえます。「鉄欠乏を見たら出血を疑え」というのは医療者の中での常識でもあります。

ここまで、貧血の原因の代表格である鉄欠乏について少し掘り下げてみましたが、貧血の原因はこれだけではありません。例えば、赤血球をしっかりと育てるには、他の栄養素も必要で、それらが足りなくなることでも貧血が起こります。その栄養素の代表格が、葉酸とビタミンB_{12}です。葉酸は読んで字の如く「葉」に多く含まれ、ビタミンB_{12}は肉やレバー、貝類などに多く含まれるビタミンです。[1] 極度の偏食があってこれらの栄養素が不足すれば、それだけでも貧血になってしまいます。

あるいは、血液の工場である骨髄に何らかの病気が生じた場合でも、貧血になります。

このように、様々な原因があるので、「貧血」と診断を受けたら、どの原因が該当するか、より詳しい検査であたりをつけていく必要があります。

なぜなら、原因によって、治療が大きく異なるからです。

原因が鉄欠乏であれば、まずは出血がないかを探し、その出血の原因を治療し、出血を止めることで貧血の改善が見られることになるでしょう。また、鉄のサプリメントをとることで、鉄不足が解消され、貧血が改善していくことになります。

一方、原因がビタミンB_{12}欠乏であれば、ビタミンB_{12}を補わなければ貧血は良くなりません。「貧血があるのなら鉄をとれば良い」といって、鉄のサプリメントを飲んでいても、残念ながら効果は全く期待できません。

「貧血があったら鉄分をとれば良い」というわけではないのです。あくまで原因次第。貧血が見つかったら、医療機関を受診し、しっかりと原因を特定することが大切です。原因が分かってこそ初めて、適切な治療ができるのです。

これはちょうど、家電製品が壊れた時に何が原因かな？　と考えるのと同様です。原因が分かって初めて故障を治すことができるように、体の不具合もまずはしっかりとその原因を探るプロセスこそが大切なのです。

以上のように、鉄分は「原因が鉄欠乏の貧血」にのみ有効であり、それ以外の場合には有効ではありません。女性の生理が原因の場合には、鉄欠乏が生じている可能性が高いため、鉄分が有効と考えられますが、生理が重く出血量が多いという場合には、まずは婦人科での診察で出血が多くなる原因を探ることが大切です。その上で、鉄のサプリメントを摂ることで貧血を良くできる可能性が高いと思います。

なお、鉄のサプリメントで改善されるのは、生理の症状のうち、貧血や鉄欠乏に伴う症状（立ちくらみや疲れやすさ、むずむず足）のみであり、いわゆる生理痛や頭痛まで良くなるわけではないので、それもあわせて正しく理解しておく必要があります。

回答

「貧血」には様々な原因があり、全ての貧血に鉄分が有効なわけではありません。貧血の原因が鉄欠乏性貧血である時に限り、鉄分が有効です。

貧血が見つかった場合には、医師に相談し、まずは原因を特定しましょう。

1 Bunn HF. Vitamin B12 and pernicious anemia--the dawn of molecular medicine. *N Engl J Med* 2014; 370: 773–6.

グルコサミンは変形性膝関節症の痛みを改善する？

変形性膝関節症という病気をご存じでしょうか。膝の慢性的な痛みの原因として最も多い病気です。[1]

膝の関節の中には、膝の屈伸運動をスムーズにし、膝にかかる衝撃を受け止められるように、クッションのような役割を果たす軟骨が骨と骨の間に存在しています。古典的には、時間とともに膝を使い続けることで、この軟骨が弾力性を失い、すり減ることで関節のなめらかな動きが失われ、痛みが出ます。これが変形性膝関節症という病気として知られています。実際には、ここに炎症など他のメカニズムも加わって発症すると考えられています。[2]

そうであれば、軟骨の成分となるような栄養素を摂取すれば、軟骨が回復して、膝の痛みなどが改善するのではないかという考え方があります。

そのサプリメントの代表例がグルコサミン、コンドロイチンです。グルコサミンは、軟骨に含まれる成分の原料、コンドロイチンはその成分に水分や弾力を与える働きがあるとされます。

これらを摂取することにより、症状が軽くなるのではないかと考えられ、サプリメントとなって広く販売されています。

しかし、本当にそんな効果があるのでしょうか。これまでですでに数多くの研究が行われてきました。

例えば、症状のある変形性膝関節症に苦しむ１５００人以上が参加したＧＡＩＴと呼ばれる試験[3]では、１日あたりグルコサミン１５００㎎を飲むグループ、１日あたり１２００㎎のコンドロイチンを飲むグループ、これらの両者を飲むグループ、痛みどめのセレコキシブという薬を飲むグループ、偽薬（プラセボ）を飲むグループの５グループにランダムに分けられました。

その上で、24週間後（およそ半年後）に痛みが減った人数が比較されています。結果として、痛みどめを飲んだグループでは偽薬との間で差が見られましたが、グルコサミンまたはコンドロイチンを飲んだグループ、あるいは両者を飲んだグループでは、偽薬との間に差が見られませんでした。

すなわち、この研究からは、コンドロイチン、グルコサミンおよび両者併用の変形性膝関節症への効果は確認できませんでした。なお、ここでは副作用についても観察されていますが、グルコサミンやコンドロイチンを飲んでいた人たちでプラセボのグループと比較して特別多い副作用というのは見られませんでした。

この試験以外にもいくつもの同様の研究が行われていますが、中には痛みの軽減が報告されたケースもあります。また、これらの研究をメタ分析という手法でまとめると[4]、25の研究データから、グルコサミンは膝の痛みを減らしたという結果が示されています。しかし、よく調べてみると、特定の企業の商品が用いられた研究では痛みを減らす効果が示されていた一方、特定の商品ではない純粋なグルコサミンが用いられた研究では痛みを減らす効果が示されていませんでした。このことから、企業の商品に有利に働くようなバイアスが各研究にかかっていた可能性が疑われています。

現状では、グルコサミンやコンドロイチンが変形性膝関節症を改善させる科学的根拠には乏しいと言わざるをえず、各学会レベルでもその摂取は推奨されていません[5]。

ただしこれは、個人の使用を止めるものではなく、すでに使っていただいて効果を感じている方はそのまま使用を継続して良いと思いますが、新たに治療を検討する場合には、より科学的根拠のはっきりしている運動療法や、肥満がある場合の減量、塗り薬や貼り薬の痛みどめといった方法を優先的に検討する方が良いかもしれません。

回答

グルコサミンやコンドロイチンは、理論的には変形性膝関節症を改善させそうですが、実際のところは科学的根拠に乏しく、膝の痛みの改善につながるかどうかは明らかではありません。

運動療法や肥満に対する減量など、効果の確立された治療法をまずご検討いただくことが大切です。

1 Osteoarthritis. *National Clinical Guideline Centre* 2014; 1–498.

2 van den Bosch MHJ, van Lent PLEM, van der Kraan PM. Identifying effector molecules, cells, and cytokines of innate immunity in OA. *Osteoarthr Cartil* 2020; 28: 532–43.

3 Clegg DO, Reda DJ, Harris CL, *et al.* Glucosamine, Chondroitin Sulfate, and the Two in Combination for Painful Knee Osteoarthritis. N

Engl J Med 2006; 354: 795–808.

4 Eriksen P, Bartels EM, Altman RD, Bliddal H, Juhl C, Christensen R. Risk of bias and brand explain the observed inconsistency in trials on glucosamine for symptomatic relief of osteoarthritis: a meta-analysis of placebo-controlled trials. *Arthritis Care Res (Hoboken)* 2014; 66: 1844–55.

5 Bannuru RR, Osani MC, Vaysbrot EE, *et al.* OARSI guidelines for the non-surgical management of knee, hip, and polyarticular osteoarthritis. *Osteoarthr Cartil* 2019; 27: 1578–89.

ビタミンDで骨は強くなる？

米国では、60歳以上の3人に1人以上がビタミンDサプリメントを内服していると報告されています。[1] また、年間で1000万回以上、ビタミンDの血液中の濃度を確認するための血液検査が行われています。

なぜこれだけビタミンDへの注目が高いのかといえば、ビタミンDが少なくとも細胞レベルでは実に多くの臓器で機能していることが知られているからです。過去の観察研究では、実際にビタミンDの血液中の濃度が低いことと骨粗鬆症《こつそしょうしょう》や心臓の病気のリスクとが密接に関連することが示唆されていました。[2]

しかし、「関連がある」ことと「因果関係がある」こととは大きく異なります。言い換えれば、「AとBに関連がある」ことは、「Aが原因でBになる」とイコールではないということです。前者には、例えば「Bが原因でAになる」という因果関係逆転の可能性も、「Aは原因ではないが、Aがある人に多いCが原因でBになる」という可能性も含まれるからです。

因果関係を証明するのに鍵になるのが、ランダム化比較試験です。条件の揃った2つのグループをそれぞれ、Aを摂取してもらうグループと、Aとは似て非なる何の効果もない偽物を摂取してもらうグループに分け、結果としてAを摂取したグループで、Bが多くなるかを評価します。AのグループでBが多くなれば、「Aが原因でBになる」ということがいえるようになります。

そこで、このビタミンDについても、種々の因果関係を証明するために、このランダム化比較試験が行われました。結果として、がん、心臓や血管の疾患[3]、転倒[4]、認知機能障害、脳卒中[5]などについて、ビタミンDを投与しても減らすことは示せなかったという結論に至っています。

しかし、そんな中でも、ビタミンDは「骨の健康には関連がある」と考えられており、ビタミンDの投与は未だ価値があることと考えられてきました。

実はここには100年を超える歴史があり、その昔から、ビタミンD欠乏のある子供には骨の成長に異常が見られることが観察され（ビタミンDの活性化に関わる）、紫外線やサプリメントの摂取によって、それが改善することが知られていたのです。

　こういった歴史から、ビタミンDが骨の健康にとって大切であると考えるのは、論理的であると思われてきました。

　しかし、中高年2万5000人以上を動員したVITAL試験と呼ばれるランダム化比較試験では、5年ほどの観察期間でビタミンD投与と骨折の因果関係が問われましたが[6]、残念ながら、ビタミンDの投与によって、骨折の数が減るという結果は見られませんでした。

　またこれは、年齢や性別、ビタミンDの血中濃度別に見てみても同様で、やはり差を確認することはできませんでした。

　これらの結果から、「骨の健康のためにとりあえずビタミンD」といったサプリメントの使い方には、現時点で科学的な根拠は見出せないと考えられます。もちろん、投与量を変えたらどうか、血液検査のビタミンDの値できちんと層別化して介入したらどうか、といったところにまで細かく回答できるわけではありませんが、米国で60歳以上の3分の1の人が飲む状況には「おそらく無駄が生じている」といえそうです。

このビタミンDの一件は、まさに「関連性があってもその因果関係が必ずしも示されるわけではない」好例ではないかと思います。

また、ビタミンDにも副作用がないわけではありません。もちろん、その頻度は稀であり、投与量を間違えなければ起こるリスクは低いですが、マルチビタミンなどと相まって日々たくさんのビタミンDを摂取してしまえば過剰摂取となり、血液中のカルシウム値が上昇することで、意識を失ってしまうなどの重篤な症状につながることもあります。[7]

何事もバランスであるというのは、このビタミンDについてもいえることです。骨粗鬆症のリスク低減には、適度な運動、[8]適切な栄養、禁煙、節酒（過度の飲酒を避ける）[9]などが重要であると考えられており、まずはそれらのうち、できることから始めるのが良いのでしょう。

回答

ビタミンDの値と骨の健康の間には関連性が見出されているものの、ビタミンDを飲めば骨の健康が向上するという因果関係を支持する根拠は今のところありません。

骨の健康のためには、ビタミンDの前に、運動、適切な栄養、禁煙、節酒など、簡単にできることから始めてみるのが良いでしょう。

1 Mishra S, Stierman B, Gahche JJ, Potischman N. Dietary supplement use among adults : United States, 2017–2018. 2021; published online Feb 26. DOI:10.15620/CDC:101131.

2 Cummings SR, Rosen C. VITAL Findings — A Decisive Verdict on Vitamin D Supplementation. *https://doi.org/101056/NEJMe2205993* 2022; 387: 368–70.

3 Manson JE, Cook NR, Lee I-M, *et al.* Marine n-3 Fatty Acids and Prevention of Cardiovascular Disease and Cancer. *N Engl J Med* 2019; 380: 23–32.

4 LeBoff MS, Murata EM, Cook NR, *et al.* VITamin D and OmegA-3 TriaL (VITAL): Effects of Vitamin D Supplements on Risk of Falls in the US Population. *J Clin Endocrinol Metab* 2020; 105: 2929–38.

5 Rist PM, Buring JE, Cook NR, Manson JAE, Rexrode KM. Effect of vitamin D and/or omega-3 fatty acid supplementation on stroke outcomes: A randomized trial. *Eur J Neurol* 2021; 28: 809–15.

6 LeBoff MS, Chou SH, Ratliff KA, *et al.* Supplemental Vitamin D and Incident Fractures in Midlife and Older Adults. *https://doi.org/101056/NEJMoa2202106* 2022; 387: 299–309.

7 Inzucchi SE. Understanding hypercalcemia. Its metabolic basis, signs, and symptoms. *Postgrad Med* 2004; 115: 69–76.

8 Bielemann RM, Martinez-Mesa J, Gigante DP. Physical activity during life course and bone mass: a systematic review of methods and findings from cohort studies with young adults. *BMC Musculoskelet Disord* 2013; 14. DOI:10.1186/1471-2474-14-77.

9 Elgán C, Dykes AK, Samsioe G. Bone mineral density changes in young women: a two year study. *Gynecol Endocrinol* 2004; 19: 169–77.

肉は体にいい？

どんな食品についてもいえることですが、「特定の食品が体に良いか？」を示すのは簡単なことではなく、「肉が体に良いか？」を証明することも、実は比較的難しいことです。

また、一概に「体に良い」といっても、「体のどこに良いのか？」という点も考えなくてはいけません。筋肉には良いけど、肝臓には悪い。脳には良いけど、腎臓には悪い。そんなこともありえてしまうからです。

一般に、健康なタンパク源とは、魚介類、鶏肉（白い肉）、豆類、ナッツ、種などといわれます。一方で、牛肉や豚肉などの「赤い肉」やソーセージやハムといった「加工肉」は、どちらかといえば健康にはあまり良くないタンパク源と分類されることが多いと思います。

その所以はどこからくるのでしょうか。

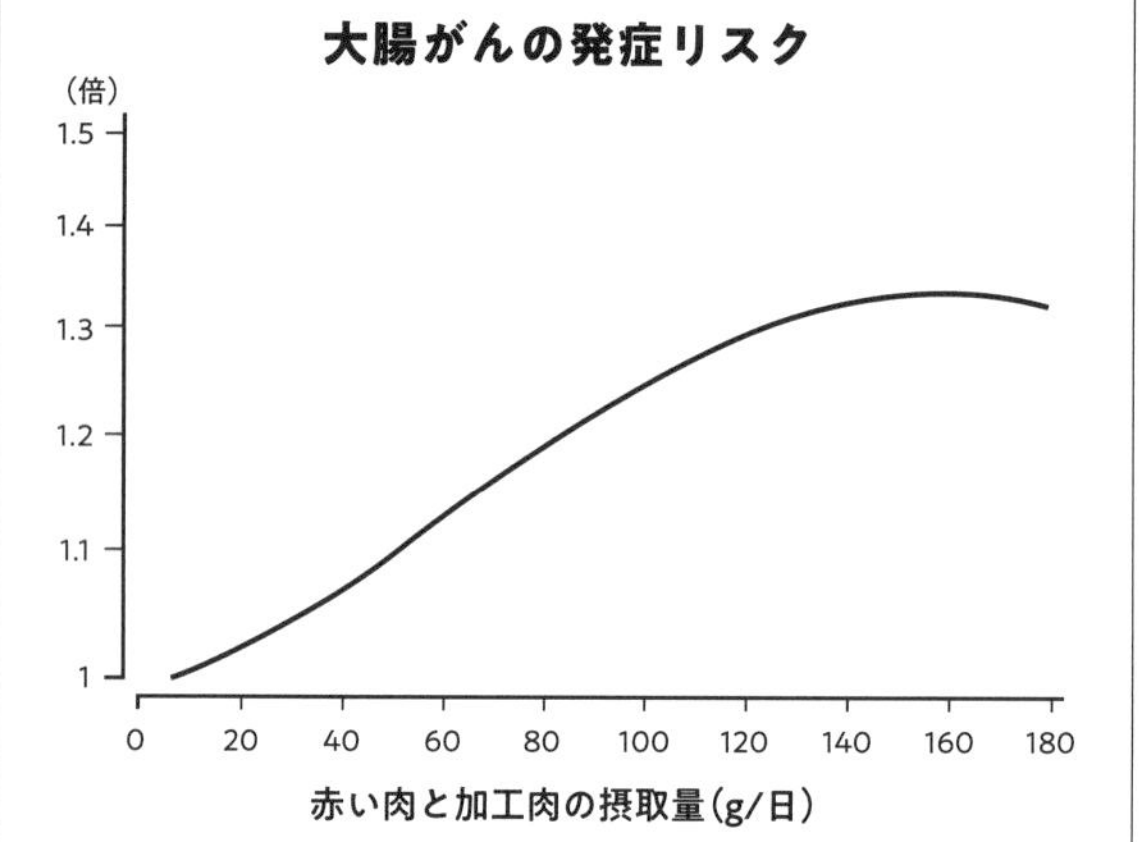

Chan DSM, Lau R, Aune D, et al. Red and processed meat and colorectal cancer incidence: meta-analysis of prospective studies. PLoS One 2011; 6: e20456. を参考に作図

実は、赤い肉の研究や加工肉の研究というのは、すでに数多く行われています。

例えば、2011年に報告されたメタ分析を用いた研究があります[1]。メタ分析は、これまでに報告された複数の研究のデータを統合して解析するという研究手法になりますが、これを用いることにより、より多くのデータから厚みのある評価を行うことができるようになります。

この研究では、20を超える研究の結果が統合され、データを見てみると、赤い肉でも、加工肉でも、その摂取が大腸がんの発症と関連していたということが分かりました。

前頁のグラフを見てみると、肉の摂取量と大腸がんのリスクが見事に相関していることが見てとれます。また、1日あたり140gというところまでは、食べる量の増加と、がんのリスク増加が正の相関をしていることが分かります。

また、そのリスクの増加幅というのは、100gの増加で約1・2倍といったところでした。これは、赤い肉、加工肉単独でもそれぞれ評価されていますが、同様の相関が見られたことが分かっています。

このようなデータを根拠に、赤い肉、加工肉は、ともにタバコやアルコールと並んで、米国がん学会により「グループ1の発がん性物質（確実なもの）」としてリストアップされています。[2]

「○○という製品から発がん性物質が検出された」などというニュースを時々見かけますが、実は飲み会でアルコールを飲み、牛肉や豚肉の料理を食べていれば、もうダブルで発がん性物質を摂取していることになるのです。

ただ、もう一度おさらいですが、あくまでこれらは「相関」なので、間に何か挟まっている可能性なども頭に入れておかなくてはいけません。例を挙げてみれば、赤い肉を多く食べる人は、魚をとらない傾向にあり、実は魚をとらない傾向こそが発がんリスクに影響していたというような関係が成り立つ可能性があるということです。

しかしいずれにせよ、自分の食生活を振り返って赤い肉や加工肉を多く摂る生活を送っているのであれば、大腸がんのリスクが高い生活を送っているといえるかもしれません。

また、赤い肉や加工肉の摂取には、脳卒中や心筋梗塞、死亡リスクの増加との関連性も指摘されています。[3] がんとの関連にとどまらず、実は数多くの疾患との関連が指摘されているのです。これは、特に摂取が急速に増加している日本でこそ見逃せないリスクともいえます。

さらに、赤い肉については、昨今の温暖化との関連も見逃すことができません。

牛は、農業界で気候変動に寄与する温室効果ガスの1番の産生源であることが知られています。[4] 牛のげっぷに含まれるメタンの量は、1頭あたり年間100kgにも上るといわれており、さらにメタンは二酸化炭素の28倍もの力で温暖化に寄与するとも考えられています。[5]

牛の直接的な影響だけではなく、牛を育てるための牧場や餌の確保などで、人間の食物を育てる機会が失われ、先進国の肉の消費のために、発展途上国の食品確保の機会を奪い続けていると考える専門家もいます。[6]

このような背景から、欧米諸国では必ずしも個人の健康のためというわけではなくても、ベジタリアンやビーガンなどの嗜好を持つ人が特に若者を中心に増える傾向にあります。

また、産業界でも、Beyond Meat のように、代替肉（フェイク・ミート）を開発する企業も増えてきました。私が住むニューヨークでも、チェーン店のドーナッツ屋やハンバーガーショップなどでは、必ずといっていいほどフェイク・ミートのオプションがあります。

牛乳にも、Oatly のようなオートミルクやアーモンドミルクへの置き換えが進んでおり、これらもコーヒーショップなどで見かけることが多くなりました。もはや Oatly を置いていないスーパーを見つける方が難しいというぐらい、ニューヨーク市内では Oatly も急速に浸透しています。

私自身何度か試してみたことがありますが、フェイク・ミートもオートミルクも味が良く、料理の一部として食べている分には牛肉や牛乳などとほとんど区別がつきません。

これらの食品はこれからさらに浸透し、食品の主流になっていくかもしれません。少なくともニューヨークでは、すでにそれぐらい日常生活に溶け込んできています。

赤い肉や加工肉を食べる習慣がある人は、週に1食でも白い肉や代替肉に変えてみる。その一歩が、病気のリスクをわずかかもしれませんが減らし、ひいては地球の健康を守ることにもつながる。そんな風に考えることができそうです。

回答

肉の中でも、いわゆる「赤い肉」や加工肉には、発がん性や心臓・血管の病気のリスクとの関連が知られています。

肉は多くの人にとってタンパク質の重要な摂取源の一つですが、「白い肉」や代替肉がより健康な置き換えになるのかもしれません。

1 Chan DSM, Lau R, Aune D, *et al.* Red and processed meat and colorectal cancer incidence: meta-analysis of prospective studies. *PLoS One* 2011; 6: e20456.

2 Bouvard V, Loomis D, Guyton KZ, *et al.* Carcinogenicity of consumption of red and processed meat. *Lancet Oncol* 2015; 16: 1599–600.

3 Wolk A. Potential health hazards of eating red meat. *J Intern Med* 2017; 281: 106–22.

4 Xu X, Sharma P, Shu S, *et al.* Global greenhouse gas emissions from animal-based foods are twice those of plant-based foods. *Nat Food 2021 29* 2021; 2: 724–32.

5 Cows and climate change | UC Davis. https://www.ucdavis.edu/food/news/making-cattle-more-sustainable (accessed Nov 5, 2021).

6 COWSPIRACY: The Sustainability Secret. https://www.cowspiracy.com/facts (accessed Nov 5, 2021).

魚は体にいい？

「魚は体に良い」というイメージは皆さんがなんとなくお持ちかもしれませんが、これにはどのぐらいの科学的な根拠があるでしょう。また、もし「体に良い」とすれば、どのぐらい食べるのが良いのでしょう？

魚介類には、「心臓を守る」効果が期待されるエイコサペンタエン酸（ＥＰＡ）とドコサヘキサエン酸（ＤＨＡ）と呼ばれる脂肪酸が豊富に含まれており、この2種の栄養素はほとんど魚介類からしかとれません。また、これ以外にも、ビタミンＤ、リボフラビン、カルシウム、鉄などの栄養素も豊富に含んでいます。[1]

これだけ聞くと、一つひとつの成分のことはよく分からなくても、なんとなく「体に良い」と思えませんか？　では、次の文章はどうでしょう。

魚には、海洋に含まれる水銀やその他の汚染物質が含まれます。水銀は過量に摂取した場合、神経系への毒性が、ダイオキシンやポリ塩化ビフェニル（ＰＣＢ）と呼ばれる汚染物質には発がん性が指摘されています。[2]

こう聞くと、今度は一気に魚は「体に悪い」ものに思えるかもしれません。これらはいずれも真実といえば真実であり、どの側面が切り取られるかによって、認識が大きく左右されることがお分かりいただけるのではないでしょうか。

だからこそ、情報の取り方には注意が必要なのです。ここで振り返っておきたいのは、物事には必ず益と害の両者が併存しているということです。その中で、益が害を上回ることがやるべきと判断され、逆の場合、避けるべきと判断されます。

では、魚の摂取では果たしてどちらが上回るのでしょうか。

魚の益の代表は、先ほどご紹介したＥＰＡやＤＨＡなどの魚の脂の効果です。これらの脂質には、中性脂肪を低下させ、心臓や血管を守る効果が指摘されています。[3]ただし、それだけで益と判断するのはまだ早いです。理論上の効果が本当に人間に表れるかは分からないからです。

そこで、ＥＰＡやＤＨＡを抽出したサプリメントが偽物のサプリメントと比較して効果があるかを見た研究があるのでご紹介します。この研究は、VITAL試験[4]と呼ばれるもので、もともと魚の摂取が少ない参加者を対象に、魚の脂を１日あたり１ｇ補給してもらうことで、心臓の病気やがんに対して予防効果が得られるかが評価されました。結果として、予防効果は確認できませんでした。

一方、REDUCE-IT試験[5]という研究では、中性脂肪の高い心臓・血管の病気がある人、あるいはそのリスクが高い人にＥＰＡだけを１日あたり４ｇ投与した時の効果を評価しましたが、心臓・血管疾患の発症が減るということが分かりました。

一見二つの研究結果は相反するようですが、よく見ると、対象者、投与した成分、投与した量、測定した効果が異なることが分かります。

これらの結果から、少なくともリスクの高い人はＥＰＡを十分量とれば、心臓に保護的な効果が得られそうです。

では、次に魚自体の摂取ではどうかというと、これは少し評価が難しくなります。この場合、サプリメントと異なり、本物の魚と偽物の魚で比較した介入試験というのは実施が困難だからです。かわりに、魚を食べている人とあまり食べない人でどのぐらい心臓の病気の発症率が違うのかを「観察」する観察研究の結果が主になります。

それでは研究を見てみましょう。

40万人分のデータをまとめて解析した研究[6]では、魚を1週あたり最低100g食べている人と1ヶ月に1回未満にとどまる人とを比較して、心筋梗塞の発症率を評価しました。すると、前者が後者と比べて、心筋梗塞のリスクが減っているという関連性が見られました。

また、19万人を対象とした別の研究[7]では、心臓・血管疾患の既往のある人の中で、少なくとも週合計175g（週2回）の魚の摂取と、心臓・血管疾患ないし死亡のリスクの低下との間に関連が示されました。

こうした関連性は他の研究でも繰り返し確認されており、少なくとも、魚の摂取習慣と心血管疾患のリスク低減との間には、何らかの関連性がありそうです。

魚に含まれる微量汚染物質の影響はどうでしょうか。まず、市販の魚には、ダイオキシンやPCBなどの汚染物質が少量含まれていますが、これは肉や野菜など他の食品にも同様に含まれており、魚の摂取により特別にリスクが増加することはないと考えられています。水銀については、魚に通常含まれるレベルの水銀値と認知機能や死亡リスクとの関連を調べた研究がありますが、関連性は見られていません。[28] 逆に、魚の摂取が脳卒中、認知症、うつ病などに好影響を与える可能性を示唆する証拠は増えてきており、ネガティブな関連性は否定的となりつつあります。[29]

このように、観察研究で魚を多く摂取している人の健康状態が改善されていることは、魚に含まれる微量の汚染物質が、健康上の純利益を減少させている可能性はあるものの、成人の場合には害を多くもたらす可能性は低いことを示唆していると考えることができます。

しかし、胎児や乳児の脳の発達には微量でも悪影響を及ぼす懸念から、妊娠の可能性がある女性や授乳中の女性は、水銀を多く含む大型で長寿の魚（サメ、メカジキ、カワハギ、クロダイなど）や、有機汚染物質が蔓延《まんえん》している地域で捕獲された魚を避けるよう推奨されています。[10] 一方、魚に含まれるDHAは子供の脳の発達に不可欠であるため、母親が全ての魚を避けるべきではないとされていて、米国食品医薬品局による推奨では、妊娠中の女性は、水銀含有量の少ない魚介類（サケ、エビ、マス、サバ、ニシン、イワシ、タラなど）を1週間に2~3回は食べることとされています。[10]

また、一般成人に対しては、米国心臓学会が、様々な種類の魚（サケ、マス、マグロなどの脂を多く含む魚が望ましい）を週2回以上食べることを推奨しています。[11]
まとめると、魚の「直接的な効果」は必ずしも確認できてはいませんが、魚の脂の効果を示す研究や魚の観察研究の結果から、益が害を上回ると考えられ、少なくとも週2回程度を目安に、魚を食べることが勧められていることが分かります。
毎日「肉」派のあなたは、週に、まずは、1回や2回から魚に置き換えてみてはいかがでしょうか。

回答

魚の直接的な健康への効果は必ずしも明らかではない部分もありますが、米国心臓学会などの専門学会は、最低週2回程度の魚の摂取を推奨しています。
妊娠中も、水銀含有量の少ない魚介類を選択して安全に摂取することが可能です。

1 Mozaffarian D. Fish, Cardiovascular Disease, and Mortality—What Is the Global Evidence? *JAMA Intern Med* 2021; 181: 649–51.

2 Mozaffarian D, Rimm EB. Fish Intake, Contaminants, and Human Health: Evaluating the Risks and the Benefits. *JAMA* 2006; 296: 1885–99.

3 Mozaffarian D, Wu JHY. Omega-3 fatty acids and cardiovascular disease: Effects on risk factors, molecular pathways, and clinical events. *J Am Coll Cardiol* 2011; 58: 2047–67.

4 Manson JE, Cook NR, Lee I-M, *et al.* Marine n-3 Fatty Acids and Prevention of Cardiovascular Disease and Cancer. *N Engl J Med* 2019; 380: 23–32.

5 Bhatt DL, Steg PG, Miller M, *et al.* Cardiovascular Risk Reduction with Icosapent Ethyl for Hypertriglyceridemia. *N Engl J Med* 2019; 380: 11–22.

6 Leung Yinko SSL, Stark KD, Thanassoulis G, Pilote L. Fish consumption and acute coronary syndrome: a meta-analysis. *Am J Med* 2014; 127: 848-857.e2.

7 Mohan D, Mente A, Dehghan M, *et al.* Associations of Fish Consumption With Risk of Cardiovascular Disease and Mortality Among Individuals With or Without Vascular Disease From 58 Countries. *JAMA Intern Med* 2021; 181: 631–49.

8 Sun Y, Liu B, Rong S, *et al.* Association of Seafood Consumption and Mercury Exposure With Cardiovascular and All-Cause Mortality Among US Adults. *JAMA Netw Open* 2021; 4: e2136367

9 Cederholm T. Fish consumption and omega-3 fatty acid supplementation for prevention or treatment of cognitive decline, dementia or Alzheimer's disease in older adults - any news? *Curr Opin Clin Nutr Metab Care* 2017; 20: 104–9.

10 Advice about Eating Fish | FDA. https://www.fda.gov/food/consumers/advice-about-eating-fish (accessed Dec 16, 2021).

11 Eating fish twice a week reduces heart stroke risk | American Heart Association. https://www.heart.org/en/news/2018/05/25/eating-fish-twice-a-week-reduces-heart-stroke-risk (accessed Dec 17, 2021).

「みかんががん予防になる」の科学的根拠とは？

「みかん」「健康」とインターネットで調べると、「みかんはがんに効く」「みかんを食べるとがん予防になる」と出てきます。今でこそニューヨークに住んでいて「こたつでみかん」ができなくなって残念に思いますが、日本にいた頃には、最高の幸せを感じていました。

こたつでみかんを食べているだけで、がんの予防ができるなら、これほど楽な健康法はありません。「みかんでがん予防」、実際のところはどうなのでしょう？

そもそも少し考えてみれば、もし本当にそれが真実であるなら、世界中の医師が、「もっとみかんを食べろ」とあらゆる人に推奨していそうです。しかし、現実にはそうなってはいないという点は考慮して良さそうです。

そもそも「みかんががんに効く」といわれる由来は、複数あるようですが、その一つがみかんに含まれる「βクリプトキサンチン」という栄養素にあります。[1]

例えば、ある研究では、このβクリプトキサンチンを動物モデルに投与してみるとタバコによる酸化ストレスが軽減していることが観察されました。[2] そしてこれががんのリスク減少につながることが示唆されています。これはこれで立派なエビデンス（科学的根拠）であることには間違いありません。

確かにこの研究結果を見ると、「みかんはがん予防に良さそうだ」「しかも科学的な根拠まである」と思ってしまいそうです。しかし実際には、我々がこれを現実世界で応用するにはまだ大きな隔たりがあります。

確かに動物モデルの実験では、少なくともみかんの中に含まれるβクリプトキサンチンの抗酸化作用が示されていますが、「実際にがんを防ぐ」かどうかは示すことができていません。βクリプトキサンチンがそもそも人間でも同様に働くのか、働くとすればどのぐらいの量を投与すれば安全で有効なのか。疑問は数多く残されます。

例えば次のステップとして、βクリプトキサンチンを数年投与して、がんを実際発症しなくなるのかを検証するような研究が必要になります。

現実として、これまで数えきれないほどの薬がネズミでは効果を示していたものの、人間では効果はなかった、あるいは人間ではむしろ逆効果となってしまったということが経験されています。このように、実際に人間でその証拠がしっかりと証明されるまでは、真偽のほどは明確にはならないのです。

様々な広告で、「有効成分○○ががんに効く！」などと目にするかもしれませんが、そういった広告の多くは、ここでご紹介した障壁をしっかりと乗り越えられていないのです。

ちょっと理屈っぽい説明が長くなってしまいましたが、このような理由で、障壁がたくさんあり、みかんががん予防に有効であるとは残念ながらいえないということになります。

それでは、その他の病気についてはどうなのか。例えば、心筋梗塞や脳梗塞の予防にはつながるのでしょうか？

これも、栄養成分に分けて考えると、いくつかの仮説を立てることができます。例えば、みかんに含まれる食物繊維は、コレステロールが上がりにくくするのを助けてくれる可能性があったり、みかんに含まれるカリウムは血圧を下げるのを手助けしてくれる可能性があったりします。

高血圧や脂質異常症は、いずれも心筋梗塞や脳梗塞につながる病気です。三段論法的には、みかんを食べればカリウムが増える、カリウムが増えれば血圧が下がる、血圧が下がれば心筋梗塞が予防できる、と確かにみかんで心筋梗塞が予防できそうです。しかし、ここには注意が必要です。

科学の世界では、AならばB、BならばCがそれぞれ真実だったとしても、AならばCは真実ではないということがよくあります。

その昔、β遮断薬と呼ばれる薬は心臓の収縮力を弱める、心臓の収縮力を弱めると心不全の人に悪い影響をもたらす、という三段論法が信じられ、心臓の悪い人には避けられていました。しかし、AならばCを直接検証したら結果は全く逆となり、β遮断薬はむしろ心不全に好影響を与えていたことが分かりました。この結果から、現代の医療は、三段論法の結果とはまるで逆のことを当たり前のように行っています。

三段論法は説得力を持ちやすいのですが、論者に都合の良いデータだけが選択される傾向があり、バイアスのリスクが高くなります。だからこそ、このようなことが起こってしまうのです。

科学の基本に忠実でいるならば、「AならばC」が真実かを知るためには、それを直接、証明するための研究が必要ということになります。

それを欠いている現状では、質問への答えは「分からない」というしかないのです。

このように、残念ながら、みかんが直接健康増進につながったということをきれいに示す科学的な根拠はありません。みかんには、風邪予防にいい、がんや心臓の病気から体を守ってくれるというようなイメージがあったかもしれませんが、そのような具体的な効果は実際のところは分かっていません。

ただし、それを示すのが難しいという現実もあります。みかんががん予防につながるかを調べるには、実際のところ、みかんを一定数食べた人と、みかんに似て非なる栄養のないみかんを食べた人とで比べて、がんが減ったということを示さなければなりませんが、そんな研究は現実的にはなかなかできません。

最終的には「信じるものは救われる」という言い方が適しているのかもしれません。

そして何より、多くの人が「健康にいいから食べている」というわけではないと思います。好きだから、美味しいから食べる。そして好きな物を食べる幸せは何ものにもかえがたい喜びの一つ。そういった意味では「(心の)健康に良い」と考えることもできるかもしれません。

一方で「みかんのリスク」についても考えてみたいと思います。みかんを食べることでリスクが生じる可能性はあるのでしょうか。

結論からいえば、「リスク」といっても、「ほとんどの場合には問題はない」といえるでしょう。仮に一時的に過剰にとってしまったとしても、あなたの肝臓や腎臓がうまく適応して、過剰になった栄養素を処理してくれるからです。ただ、リスクの報告を見ていくと、「とはいえ何事もバランスである」ということが分かります。

食物繊維やビタミンは、通常は「体に良い」とされる栄養素ですが、過剰に摂れば害になりえます。

例えば、過剰なビタミンCの摂取は腹痛や下痢といった消化器症状を引き起こすことが知られています。最適なビタミンCの摂取量は1日当たり100mg程度(みかん3個分)と考えられていますが[3]、過去の報告では、ビタミンCを1日で3gほど摂取すると下痢や腹痛といった症状が出る可能性が示唆されています。[4]

つまり、みかんを90個ぐらい食べれば、下痢や腹痛の原因になる可能性が高まります。ただ、いくらみかん好きでも、さすがに1日90個食べる方はいないと思いますが、他の野菜や果物との合算になりますし、サプリメントを飲んでいる人ではさらに注意が必要です。

また、過剰なビタミンCは男性では尿管結石のリスクであることも報告されています。[5] なお、この研究で示されたのは、約10年間、1日あたりビタミンC500mgを摂取していた人で尿路結石のリスクが増加していたということです。みかん3個でビタミンC約100mgですので、毎日みかん15個を10年間食べ続ければ、リスクにつながることになりますが、これはなかなかのものです。

もちろんみかん以外からもビタミンCは摂取するわけですが、サプリメントを摂っているなどの理由がなければ、リスクについてそう問題視する必要はないと思います。

みかんを食べすぎると、皮膚が黄色くなることもあります。皮膚が黄色くなるのは、高カロテン血症という状態によるものです。一般に、カロテンと呼ばれる黄色の成分を20―30㎎以上毎日摂取し続けると、皮膚が黄色くなってくることが知られています[6]。

みかん1個あたりカロテンは1㎎とされていますので、みかんだけで20㎎に到達するには、1日当たり20個ほど食べなければいけないことになります。ニンジンを代表とする緑黄色野菜にも含まれる栄養素ですので、実際にはそれより少ない量で起こる可能性があります。

また、甲状腺の病気や肝臓の病気がある場合には、カロテンの代謝が悪くなり、より少ない量の摂取でも起こることが知られています[6]。

「皮膚が黄色いのは肝臓が悪くなったサイン」ということを知っていて、黄色い皮膚を心配されて受診される方もいますが、みかんの食べすぎが原因の高カロテン血症であれば、健康への悪影響の心配はありません。また、みかんを減らせば皮膚の色は元に戻ります。

なお、肝臓が悪くなった時には、ビリルビンと呼ばれる別の色素が蓄積しており、その見分け方のポイントとしては目の結膜（白目の部分）を挙げることができます。

結膜まで黄色ければビリルビンの可能性が高く、皮膚だけであればカロテンの可能性が高くなります。ビリルビンが原因の場合には何らかの病気の可能性があり、病院での検査が必要とされるので、受診の必要があります。

みかんの注意点はカロリーにもあります。1個あたりのカロリーは約40 kcalとされています。[7] 1個だけならそれほどでもないのですが、こたつに入って気がついたら10個も、なんていうこともあるでしょう。すると、どんなに体に良いといわれるみかんでも、400 kcalを一晩で余分にとってしまうことになります。例えば糖尿病でカロリー制限をしている方ならば立派な1食分ともいえそうです。

「フルーツは健康に良いから糖質にはカウントされない」と誤解をされていることもありますが、フルーツから摂取されるカロリーも立派なカロリーであり、特に糖尿病がある方では注意をしなければいけません。

さらに野菜や果物はカリウムを多く含みます。例えば、みかんならだいたい1個あたり150㎎のカリウムを含んでいます。[8] これは医療の世界では、約2 mEq/Lという単位に直して考えます。

カリウムは通常血液の中では4~5 mEq/Lという非常に狭い値の中で精密にコントロールされています。これが、例えば、6~7 mEq/Lになっただけで体は心臓の不整脈のリスクに晒《さら》されることになります。突然カリウムがたくさん体に入ってくると都合が悪いのです。

ただし、カリウムがたくさん入ってくると、通常はあなたの腎臓がその分働いて、より多くのカリウムを捨てるように適応してくれるため、食べすぎがすぐに問題になることはありません。しかし、腎臓に持病をお持ちの方は注意する必要があります。

また、腎臓の機能が正常でも、1日2・5Lのオレンジジュースを毎日3週間飲み続けて、体内のカリウムが高くなりすぎ救急車で搬送されたという事例も過去に報告されています。[9] それだけ過剰に摂り続ければ、いくら安全なみかんでも危険になりうるということです。

ここでは「害」ばかりを書き並べてしまいましたが、「みかんは百害あって一利なしだ」と言いたいわけではありません。先にも述べた通り、これらの害は、一般的なみかん摂取で起こることはまず考えられません。

ただし、どんなに「安全」といわれているものでも、バランスを崩せば害になりうるということは知っておいて良いことです。また、何かを過剰に食べるということは、その分何かが不足しているということの裏返しであることも多く、その栄養素の不足で健康リスクが生じることもあります。

食事と健康を考える場合、何かを過信して傾倒するのではなく、バランスよくいろんな物を食べるのが秘訣かもしれません。また、あなたが大のみかん好きであれば、それを止める理由は科学的にはほとんど見つからないと考えていただいて良いと思います。

回答

みかんが健康に良いとする十分な科学的根拠はありません。

好きだから、美味しいから食べる幸せを噛み締めてみかんを楽しんでください。

みかんもあまりに過剰に摂りすぎれば健康上のリスクとなる恐れがあります。

特に、糖尿病や腎臓の病気などの持病がある場合には注意が必要です。

1 Burri BJ, La Frano MR, Zhu C. Absorption, metabolism, and functions of β-cryptoxanthin. *Nutr Rev* 2016. DOI:10.1093/nutrit/nuv064.

2 Liu C, Bronson RT, Russell RM, Wang XD. β-Cryptoxanthin supplementation prevents cigarette smoke-induced lung inflammation, oxidative damage, and squamous metaplasia in ferrets. *Cancer Prev Res* 2011. DOI:10.1158/1940-6207.CAPR-10-0384.

3 Dietary Reference Intakes for Vitamin C, Vitamin E, Selenium, and Carotenoids. 2000 DOI:10.17226/9810.

4 Cameron E, Campbell A. The orthomolecular treatment of cancer II. Clinical trial of high-dose ascorbic acid supplements in advanced human cancer. *Chem Biol Interact* 1974. DOI:10.1016/0009-2797(74)90019-2.

5 Massey LK, Liebman M, Kynast-Gales SA. Ascorbate increases human oxaluria and kidney stone risk. In: Journal of Nutrition. 2005. DOI:10.1093/jn/135.7.1673.

6 Priyadarshani AMB. Insights of hypercarotenaemia: A brief review. Clin. Nutr. ESPEN. 2018. DOI:10.1016/j.clnesp.2017.12.002.

7 みかんのカロリー | 西宇和みかん | ブランドみかん . https://nishiuwamikan.com/news/2019/08/no079/ (accessed Dec 27, 2020).

8 カリウムの多い順　| 一般果物 . https://www.kudamononavi.com/eiyou/eiyouhyou/direction=desc/sort=potassium/level=1 (accessed Dec 27, 2020).

9 Javed RA, Marrero K, Rafique M, Khan MU, Jamarai D, Vieira J. Life-threatening hyperkalaemia developing following excessive ingestion of orange juice in a patient with baseline normal renal function. *Singapore Med J* 2007.

便秘に対するプルーンの有効性

便秘に悩む人は少なくありません。世界的では、全人口の15%ほどが便秘に苦しんでいると報告する研究もあります。[1]特に、女性、60歳以上でその頻度が増加することも指摘されています。[2]女性の皆さんにとっては、特に身近な問題といえるかもしれません。

便秘に日常的に苦しむ人は、「プルーンが便秘に良い」というのを聞いたことがあるかもしれません。これは科学的に根拠があるでしょうか。それともただの言説なのでしょうか。

実際に検証しようとした研究[3]があるので紹介します。この研究では、慢性便秘のある40人がランダムに半分ずつに分けられ、20人は3週間ドライ・プルーン50gずつを1日2回、残りの20人は同じ期間にドライ・プルーンで摂取される量と同量の食物繊維のみのサプリメントを1日2回摂取しました。

その後、1週間のお休みの期間を経て、今度は逆のもの（プルーンを食べていた人はサプリメント、サプリメントの人はプルーン）を3週間摂取しました。その上で、40人で、プルーンを食べている期間とサプリメントを摂取している期間で、便秘の状態に違いが出るかを評価されました。

すると、何も介入が行われていない時期には、排便回数が1週間あたり平均2回未満であったものの、食物繊維のサプリメントの摂取中は1週間あたり平均約3回に、プルーンの摂取中は、1週間あたり約4回まで増加が見られました。

このことから、プルーンは食物繊維のみよりもさらに便秘に対して効果があることが示唆されます。また、この摂取期間中に大きな副作用が報告されなかったこともあわせて報告されており、（被験者の数は少ないものの）これも朗報です。

ただし、この研究では、排便時のいきみなど、便秘の他の症状については変化がなかったことも報告されています。また、プルーンが50gより少ない場合にどのような効果をもたらすのかなどについては、この研究から考察することはできません。

このように、限界のある研究ではありますが、プルーンを試してみようかなと思う人には前向きな結果といえそうです。
また、プルーンだけでなく、食物繊維が豊富な食品というのは一般に便秘に有効であることが知られています。[4] すなわち、果物や野菜、ナッツ類などがそれにあたります。
ただし、そう重大なものではありませんが、食物繊維にも「副作用」のリスクがあることも知っておく必要があります。食物繊維を一度に多量に摂取すると、お腹のはりのような症状が出やすくなることが知られているのです。[4] このため、プルーンを便秘のために摂り始める際には、お腹の調子を見ながら少しずつ増やしていく必要があるかもしれません。また、食物繊維を摂る際、十分な水分摂取を伴わなければならないことも指摘されています。[5]
その他に便秘に有効な可能性がある生活習慣として、体をよく動かすことも知られています。便秘に対して必ずしも十分な科学的根拠が確立されているわけではありませんが、便秘以外にも多くの健康上のメリットがあることですので、運動習慣も合わせて見直すと良いでしょう。

回答

プルーンは便秘に有効な食品である可能性が高いです。ただし、お腹のはりなどの「副作用」が出ることもあり、お腹の調子を見ながら摂取しましょう。

1 Suares NC, Ford AC. Prevalence of, and risk factors for, chronic idiopathic constipation in the community: systematic review and meta-analysis. *Am J Gastroenterol* 2011; 106: 1582–91.

2 Sandler RS, Jordan MC, Shelton BJ. Demographic and dietary determinants of constipation in the US population. *Am J Public Health* 1990; 80: 185–9.

3 Attaluri A, Donahoe R, Valestin J, Brown K, Rao SSC. Randomised clinical trial: dried plums (prunes) vs. psyllium for constipation. *Aliment Pharmacol Ther* 2011; 33: 822–8.

4 Lembo A, Camilleri M. Chronic Constipation. *The New England Journal of Medicine 2003; 349: 1360-8.*

5 Anti M, Pignataro G, Armuzzi A, *et al.* Water supplementation enhances the effect of high-fiber diet on stool frequency and laxative consumption in adult patients with functional constipation. *Hepatogastroenterology*; 45.

人工甘味料が糖尿病発症リスクを減らす？

著者は、実は何を隠そう「スイーツ男子」です。しかし、昔から「甘い物はダメ」と言われ続けてきたからか、スイーツに対して少なからずの罪悪感を持つこともないわけではありません。そんな時、かわりに手が伸びてしまうのが、人工甘味料や果物です。

しかし、砂糖は本当にダメなのでしょうか？　砂糖がダメなら、人工甘味料や果物にすれば良いのでしょうか？

そんな疑問に答えようとしている論文があるので紹介します。

この論文は、イギリスのＢＭＪと呼ばれる医学雑誌に掲載された、「メタ分析」と呼ばれる手法を用いた論文です。[1]

私自身もこのメタ分析という手法を用いて研究をすることがあります。この手法で研究を行う場合、基本的に解析対象となるデータは新たに集めるのではなく、これまでの研究ですでに報告されているデータを用いることになります。このため、比較的大きなデータを扱うことができるというメリットがあります。

結果として、ここで紹介する研究では、約1000万「人年」ものデータを扱っています。ここで、「人年」という単位は、「人数」×「年数」を表す単位です。例えば、100万人のデータが10年分あれば、1000万人年ということになります。

この膨大なデータから、砂糖含有飲料、人工甘味料含有飲料、フルーツジュースそれぞれの消費量と2型糖尿病の発症との関連性について評価をしています。

この研究では、1日あたり平均的に250ml飲む習慣がどのぐらいの糖尿病リスクと関連するのかを推定しています。250mlというのは、500mlのペットボトルの半分なので、それぞれソーダのペットボトルを1日半分ほど飲む習慣、「ソーダだと体に悪い」といってゼロソーダのペットボトルを1日半分飲む習慣、「いや、ゼロソーダすら体に悪そうだから果物にしている」といって100%フルーツジュースを飲む習慣と置き換えられるかもしれません。

すると、1日あたり250mlのソーダを飲むグループ（実際には、砂糖含有飲料）

で18%、ゼロソーダで25%、フルーツジュースで5%の糖尿病発症増加との関連を認めていました。また、肥満の影響を調整してみると、それぞれ13%、8%、7%という数値が認められました。

これらの数字は、実際には「幅」のある数字で、その「幅」には重なりがあるので、これらの数字を単純比較してソーダの方が良い、フルーツが良いと論じることはできないのですが、「どの飲料を選んだとしても、習慣的に飲んでいる場合、2型糖尿病の発症リスクに可能性」が導かれます。

ただし、ゼロソーダやフルーツジュースのデータでは、「出版バイアス」と呼ばれるバイアスが疑われている点に注意が必要です。「出版バイアス」というのは、研究を行って否定的な結果が出た場合に、肯定的な結果が出た研究と比べると出版されにくいということに起因するバイアスです。

例えば、「ゼロソーダでも糖尿病は多く起こるだろう」と仮説を立てている研究者が、自分の仮説を証明するために研究を行い、「糖尿病は増えない」という結果がデータで示された場合、「いや、そんなはずはない」といってその結果を公表せずに捨ててしまうということが起こりえます。

過去のデータを集めてきて行うメタ分析のような研究の場合、肯定的な結果ばかりが集まって、出版バイアスが増幅され、結果として、現実世界で起こっていることと異なるデータが導かれてしまう事態が起こりうるのです。

少し横道に話が逸れてしまいましたが、今回の研究からは、「砂糖含有飲料の習慣的な消費は、2型糖尿病発症リスクとの関連が見られる」という結論が導かれました。また、人工甘味料やフルーツジュースでも同様の関連が見られたものの、出版バイアスの可能性が否定できないため、前者ほど明確な答えはこの研究では得られませんでした。

こういった研究を根拠に、砂糖の摂取は抑えるのが望ましく、人工甘味料は良い置き換えにならない可能性を指摘できます。

まだ明らかではない点も残されていますが、砂糖摂取の習慣は、どうやら2型糖尿病発症との関連があるといえそうです。2型糖尿病は、「しめじ」（神経、目、腎臓）に代表される各臓器の障害につながる生活習慣病の一つです。防ぐ方法があるのなら、防ぎたいところです。

ただし、あくまでここでは「習慣」的な摂取について論じており、たまに楽しむスイーツを否定するものではありません。そんな私も、この原稿を書きながらモンブランを楽しんでいます。

回答

習慣的な摂取があると、ゼロに変更しても、相変わらず糖尿病発症リスクが増加する可能性があります。たまに楽しむ分には構わないでしょうが、長い目で糖尿病発症リスクを減らすためには、甘味料の種類にかかわらず、ソーダの摂取量を全体に抑える必要がありそうです。

1 Imamura F, O'Connor L, Ye Z, et al. Consumption of sugar sweetened beverages, artificially sweetened beverages, and fruit juice and incidence of type 2 diabetes: systematic review, meta-analysis, and estimation of population attributable fraction. BMJ 2015; 351. Available at: https://pubmed.ncbi.nlm.nih.gov/26199070/. Accessed 14 March 2022.

音楽が健康に及ぼす影響とは?

「音楽には力がある」

そんなことがいわれたりもしますが、音楽の「健康を導く力」についてどのくらい科学的な検証が進んでいるでしょう。

私の所属するニューヨークにある医療機関には、music therapist（音楽療法士）が何名も在籍しており、外来の待合室でギターを弾いてくれたり、ほとんどの患者が意識のない集中治療室でもピアノやギターの演奏があったりします。これらは、患者だけでなく、面会や看病に訪れる患者の家族、忙しなく働く医療者の癒やしにもつながっていると感じています。

しかし、音楽が医療における「治療」として、医療機関などでより幅広く取り入れられるためには、さらなる科学的な根拠の構築が求められます。

そんななか、音楽の健康への効果を評価することを試みた論文はいくつもあります。

ここでは比較的大きな研究を紹介します。[1]

「メタ分析」を用いたこの研究では、26の研究が世界中から集められていますが、うち10の研究が音楽を聴くこと、8が歌うこと、7が音楽療法、1つがゴスペルというように様々な介入を用いた研究を含めています。これらの音楽的な介入が、健康に関連した「生活の質」にどのような影響を与えるかというのがデータとして集積されています。また、この研究では、精神心理的な評価と身体的な評価を分けて収集しているのも特徴です。

26もの研究を集められたおかげで、オーストラリア、ブラジル、中国、タイ、米国、インドなど実に多様な国のデータが含まれる結果となっているのがこの研究の強みです。

また、26のうち20がランダム化比較試験を用いているというのも強みですが、一方でエビデンスの質が高いと判断されたのは5つの研究にとどまるというのは本研究の限界ともいえます。

結果として、まず精神的な健康側面としては、明確にポジティブな結果が得られています。各研究で比較されていたのは、例えば、うつ病に対するカウンセリングと週に1回の音楽療法、認知症に対する薬物療法と1日1回の音楽鑑賞などといった構成でしたが、総じて音楽が既存の治療と比較しても、精神心理的な健康面に（統計学的な意義にとどまらず）臨床的に意義のある差、ポジティブな効果を与えていることが示されています。また、既存の治療法に音楽を「上乗せ」することで得られるメリットを評価した8つの研究を解析した結果でも、音楽の「上乗せ」効果が見られています。

一方、「身体的な健康」に関しては、心理的な健康と比べると意義のある差は見られず、その効果ははっきりとはしませんでした。

また、この研究では音楽の有効性を示した研究ばかりが報告される傾向となり、音楽の効果が大きく見えてしまう「報告バイアス」がないかについても評価が行われ、その結果、報告バイアスはなく、音楽の純粋な効果が見られていることが示唆されています。

こうしたところから結論づけられるのは、音楽の健康への効果は少なくとも心理的な側面ではポジティブに働くことが見てとれます。特に、うつ病や認知症といった慢性疾患のある患者への効果が示されており、病気に対する「治療」としても活用できる可能性があると考えられます。

一方で「音楽」といっても様々な形があり、個々人で趣味・嗜好が大きく異なることから、本来は大きな幅をもって捉えるべき世界ともいえそうです。個人の嗜好も加味した形で、最適な頻度、時間で提供された場合、「音楽の力」は研究で示される以上に大きな効果を発揮する可能性もあります。

また、薬物療法などと異なり、副作用への懸念があまりないのもメリットです。最先端の技術を駆使した治療法にスポットライトが当たる傾向のある中、一見古典的かもしれませんが、音楽やアートといった芸術の持つ力が、科学的にもしっかりと評価され、一部の過剰とも思えなくもない医療的介入に置き換えられ、より安全で最適な治療法が見出される希望を感じられる知見といえそうです。

回答

音楽には、少なくともうつ病などの精神的な健康に対してはポジティブな影響が示唆されています。

個々人の趣味・嗜好が大きく異なる領域でもあり、さらなる知見が求められます。

1 McCrary JM, Altenmüller E, Kretschmer C, Scholz DS. Association of Music Interventions With Health-Related Quality of Life: A Systematic Review and Meta-analysis. JAMA Netw open 2022; 5:e223236. Available at: https://pubmed-ncbi-nlm-nih-gov.eresources.mssm.edu/35315920/. Accessed 26 March 2022.

雨の日は節々が痛むのはなぜか？

「雨の日は節々が痛んでね」

外来診療をしていると、しばしば耳にする言葉です。

こうした会話のあと、もしそれが初めて聞く通説であれば、「本当にそれを指し示す研究はあるだろうか」と、論文にあたるように心がけています。患者さんご本人のことはもちろん信頼しますが、通説を確認するように心がけているのです。

このように、天候や湿度、気圧などの気象条件の変化が、人々の関節の痛みや腰痛などといった症状の悪化につながると考える人は少なくありません。しかし、様々な天候のパターンと関節の痛みの関連を調べた研究はこれまでにもいくつかあるものの、結論はまちまちです。

また、それぞれの研究の規模が小さく、用いられている患者アンケートには被験者の「想起バイアス」が生じている可能性も否定はできません。

「想起バイアス」というのは、読んで字の如くですが、過去の事柄を思い出す際に生じるバイアスのことです。人は、病気の原因と思われる事柄を思い出すとそれを過剰に申告してしまう傾向があるのです。

例えば、「雨の日に関節は痛みますか」といざ問われると、「ああ、確かに雨の日は関節が痛いことが多かったわね」と返事をしてしまうといったものです。

そこでこの疑問を、想起バイアスを取り除いた上で明らかにしようと、こんな研究[1]も行われています。想起バイアスを克服するために、この研究では、患者アンケートではなく、米国の保険診療のデータを用いて行われたのです。

そうすることで「雨の日に関節の痛みが悪くなる」というのは、「思い込み」の部分が大きいのか、あるいは本当に何らかの関連が見られるのかを明らかにしようとしています。

本研究では、米国の合計１５００万人以上、１０００万回分以上という膨大な患者の外来診療データをひもとき、関節の痛みないしは腰痛による受診データを解析しています。

また、それとは別に、それぞれのクリニックが位置する郵便番号の天気の記録を調べています。これらのデータを統合することで、雨の日と雨が全く降っていない日で、「節々の痛み」による受診が増えていないかを確認したのです。

結果として、全体の外来受診の中で、雨の降らなかった日の関節痛・腰痛による受診割合は、6・39％、雨の降った日は6・35％と、両者の間に統計学的な有意差は見られませんでした（むしろ数字としては雨のない日の方がやや割合が多い傾向がありました）。

また、関節リウマチと呼ばれる関節に慢性的な炎症を起こす病気の患者に絞って抽出した場合でも、雨の日と関節の痛みのための受診との間に関連性は見られませんでした。

これらの結果から、雨と関節痛や腰痛のための外来受診との間に、明らかな関連は認められないと、この研究は結論づけています。

この研究の強みは、100万人を超えるくらいの膨大なデータを用いた点、そして保険診療データという比較的客観的なデータを用いてその関連性を評価した点でしょう。

一方で、この研究には限界もあります。例えば、本研究では、あくまで外来受診のデータを扱っているため、自宅で薬を飲んで対応するといったケースは評価できていません。もちろん本研究で膨大な数の外来受診データを含んでいるため、たとえそのようなケースを含んでいないとしても、真に悪化するのであれば、あらかじめ予約された外来受診時に捕捉され、本研究のデータにも反映されてくるのかもしれません。

あるいは、本研究では湿度までは評価対象に含むことができていません。降雨ではなく、湿度自体が痛みと関連するのかもしれませんが、それは本研究から推し計ることはできません。

このように、一つの研究で関連が示されなかったからといって、「関連はない」と結論づけられるわけではありません。一つの研究が真実の全てを明らかにするわけではないのです。

この通説の妥当性を裏付けるには、さらに痛みの重症度や湿度など、より詳細なデータを用いたさらなる検証が必要でしょう。

私がここで強調しておきたいのは、この研究を通して分かるように、「常識」と思われるようなちょっとした通説に必ずしも根拠がないケースも多いということです。通説が思い込みを生み、それが経験として語り継がれて、通説がさらに裏打ちされていく側面もあります。

通説は、全く根拠のないことであっても、SNSなどで人の目を惹きそうなものほど、すぐに拡散されていきます。それが「いいね」を集めて価値とされたり、信頼性の高い情報と判断されてしまうこともあります。

それが笑い飛ばせるような内容ならいいのですが、多くの人の健康を害する可能性のある内容となれば大問題です。

「本当か?」と立ち止まる、「データにバイアスの可能性はないだろうか」と批判的に吟味するといった冷静な姿勢や判断能力は、情報に溢れるこの時代に求められる、ますます重要な資質になっていると言えるでしょう。

回答

雨と関節痛の関連は必ずしも明確になっているわけではありません。「想起バイアス」という認知の偏りが起こることにも注意してください。

1　Jena AB, Olenski AR, Molitor D, Miller N. Association between rainfall and diagnoses of joint or back pain: retrospective claims analysis. BMJ 2017; 359:j5326. Available at: https://www.bmj.com/content/359/bmj.j5326. Accessed 8 May 2022.

風邪薬は風邪を治す？

新型コロナのパンデミック以降、あまり風邪の話を聞かなくなったかもしれませんが、風邪も実は厄介な病気で、大人が普通に生活をしていると1年で平均2回ほどかかると報告されています。[1] 米国での試算では、風邪によって社会人の年間2300万日もの欠勤を招いていると報告されていて、[2] 社会的な損失の大きさがうかがえます。そして、この損失を減らすため、これまで風邪の研究には億単位の投資が行われてきました。

そんな身近な病気である風邪になった時、「風邪薬を飲まなくちゃ」と思われる方が多いかもしれませんが、実際のところ風邪薬は風邪を治してくれるのでしょうか。

残念ながら、端的な答えはノーです。風邪はこんなにもありふれた病気にもかかわらず、根本的な治療は残念ながら見つかっていないのです。風邪の治癒を導く薬も、治りが早くなる薬も、何ひとつ証明されていません。あるいは、ビタミンCなどのビタミン剤やエナジードリンクなどのサプリメントが有効とする根拠もありません。[3]

それならば、なぜ私たちは風邪薬を使うのでしょう。

それは、風邪を治すためではなく、風邪の症状を軽くするためです。もし医師や薬剤師、あるいはあなたの友人が「○○という薬が最も風邪によく効く」「薬は風邪のひきはじめに飲むと治りが早い」という話をしていたら、残念ながらそのセリフには根拠がありません。

ただし、これはあなたの経験則で「この薬が最も有効だ」ということを否定するものでもありません。少なくとも、あなたの経験則を他人にあてはめて「この薬は効くから試すといいよ」と公正に勧めることはできない、ということです。

風邪薬に関して、もう一つ忘れてはいけないことがあります。それは、どんな薬にも必ず副作用のリスクがあるということです。

例えば、どんな薬にもアレルギー反応が起こるリスクがありますし、多くの風邪薬で用いられるイブプロフェンならば、飲みすぎると胃や腎臓に障害を受ける可能性があります。

「総合感冒薬」に含まれる抗ヒスタミン薬は、眠気やだるさという副作用があります。私個人でも、総合感冒薬を飲み続ける患者さんが「だるさが治らない」と受診してきて、薬を中止したことで治ったという場面を何度も見ています。治すために飲んでいるつもりだった薬で、かえって体調が悪くなることがあるのです。

また、風邪に対する抗菌薬の処方はさらに深刻な問題です。ウイルスの感染症である風邪に全く有効でない抗「菌」薬には、アレルギーだけでなく、下痢や吐き気といった新たな問題を生み出す危険性もあります。そして、無駄に使われた抗菌薬によって、体にその抗菌薬が効かない細菌が誕生する可能性もあります。これは「耐性菌」と呼ばれ、世界中で急速に増加している大きな問題です。

薬は適材適所、利益と副作用のバランスを考え、利益が副作用のリスクを上回る時に使うのが基本です。利益がないか、もしくは小さい時には、副作用の方を重く見るのが妥当でしょう。そのような天秤と物差しを持つことが大切なのです。

また当然ですが、風邪薬にもお金がかかります。1種類の薬ならまだしも、病院で4種類、5種類の薬を処方されてしまえば、数千円の支払いになるかもしれません。

米国での調査では、風邪の検査と治療で消費されたお金は実に年間１７０億ドルにも上ったとの試算があるほどです[4]。風邪のたいした額ではない処方箋も、国家全体で見れば、大きな経済負担になります。

では、どのような時に風邪薬を内服すればよいでしょうか。

率直に答えるなら、「症状が強い時」です。そして、その「症状が強い」は主観で良いと思います。どんな薬を選択するかは、あなたがこれまで効果が強く、副作用を経験したことがないと思うものでいいと思います。

科学的な根拠という点では、アセトアミノフェンと呼ばれる解熱鎮痛薬は、頭痛を含む全身の痛みや発熱によるだるさを改善することが臨床試験でも示唆されており[5]、ある程度広く勧められる選択肢かもしれません。

また、いわゆる「総合感冒薬」や「鼻水どめ」は、眠気を起こす「抗ヒスタミン剤」と呼ばれる薬剤が含まれるため、運転する前などは避けるべきですが、裏を返せば、寝る前に飲むのなら睡眠の助けとなるかもしれません。

咳には有効性が裏付けられた良い選択肢がないものの、咳がひどくて眠れない場合にはいわゆる「せきどめ」を試してみてもいいと思います。ただ、咳は体から外敵を追い出す防御反応ともいえるため、無理に止める必要がないことも知っておくと良いでしょう。

そして何より、症状が軽ければ「薬を飲まない」という選択肢もあわせもっていただければと思います。まずは体をよく休めることが大切です。氷枕や生姜湯のように、あなたのおばあちゃんが教えてくれた知恵もまた、あなたを助けてくれるかもしれません。

回答

風邪薬は、風邪を治す薬というわけではなく、症状を軽くするための薬です。

症状がつらい場合には、その症状に合わせて薬を使い、症状が軽い場合には薬を無理に使う必要はなく、よく休みをとることが大切です。

1 Monto AS. Studies of the Community and Family: Acute Respiratory Illness and Infection. *Epidemiol Rev* 1994; 16: 351–73.

2 Turner RB. Epidemiology, Pathogenesis, and Treatment of the Common Cold. *Ann Allergy, Asthma Immunol* 1997; 78: 531–40.

3 Hemilä H, Chalker E. Vitamin C for preventing and treating the common cold. John Wiley and Sons Ltd, 2013.

4 Fendrick AM, Monto AS, Nightengale B, Sarnes M. The economic burden of non-influenza-related viral respiratory tract infection in the United States. *Arch Intern Med* 2003; 163: 487–94.

5 Bachert C, Chuchalin AG, Eisebitt R, Netayzhenko VZ, Voelker M. Aspirin compared with acetaminophen in the treatment of fever and other symptoms of upper respiratory tract infection in adults: a multicenter, randomized, double-blind, double-dummy, placebo-controlled, parallel-group, single-dose, 6-hour dose-ranging study. *Clin Ther* 2005; 27: 993–1003.

本書の執筆にあたっては、次に挙げる媒体で、これまでに発表してきた内容を基にしています。

ウェブマガジン『mi-mollet』、『NewsPicks』、『PIVOT』の担当各氏に御礼申し上げます。

山田悠史（やまだ・ゆうじ）
米国老年医学・内科専門医。
慶應義塾大学医学部を卒業後、日本全国の総合診療科で勤務。2015年から米国ニューヨークのマウントサイナイ医科大学ベスイスラエル病院の内科、現在は同大学老年医学・緩和医療科アシスタントプロフェッサーとして高齢者診療に従事。フジテレビ系列『FNN Live News α』のコメンテーター、ニュースメディア『NewsPicks』などで活躍するほか、コロナワクチンの正しい知識の普及を行う一般社団法人コロワくんサポーターズの代表理事、カンボジアではNPO法人APSARAの常務理事も務める。著書に『最高の老後「死ぬまで元気」を実現する5つのM』（講談社）がある。

マガジンハウス新書 012

健康の大疑問

2023年1月26日　第1刷発行

著　者　山田悠史
発行者　鉄尾周一
発行所　株式会社マガジンハウス
〒104-8003　東京都中央区銀座 3-13-10
書籍編集部　☎ 03-3545-7030
受注センター　☎ 049-275-1811

印刷・製本所／中央精版印刷株式会社
ブックデザイン／TYPEFACE（CD 渡邊民人、D 谷関笑子）

ISBN978-4-8387-7514-9 C0247